Feichtinger/Niedan

Gesund durchs Jahr mit Schüßler-Salzen

Thomas Feichtinger
Mag. pharm. Susana Niedan

Gesund durchs Jahr
mit Schüßler–Salzen

- Für jeden Monat die richtigen Mineralstoffe
- So wenden Sie die Salze selbst an
- Mit Extra-Teil zum Nachschlagen bei Beschwerden

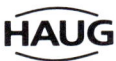
HAUG

Karl F. Haug Verlag · Heidelberg

Die Deutsche Bibliothek – CIP-Einheitsaufnahme
Ein Titeldatensatz für diese Publikation ist bei der Deutschen Bibliothek
erhältlich.

© 2000 Karl F. Haug Verlag in MVH Medizinverlage Heidelberg GmbH &
Co. KG, Fritz-Frey-Str. 21, 69121 Heidelberg

Lektorat: Dr. Elvira Weißmann-Orzlowski
Bearbeitung: Jutta Martini
Satz: IPa, 71665 Vaihingen/Enz
Umschlagfoto: Fotodisk
Umschlaggestaltung: WSP Design, 69120 Heidelberg
Druck und Verarbeitung: Westermann Druck Zwickau GmbH

ISBN 3-8304-2029-3

Inhalt

Einleitung

„Muß ich denn diese Mineralstoffe das ganze Leben lang nehmen, um gesund zu bleiben?" fragen viele neu gewonnene Anhänger der Mineralstoffe nach Dr. Schüßler. Ich antworte gerne ein wenig schmunzelnd und provozierend: „Ja." Nach einer kurzen Pause, in der die vielleicht überraschende Antwort ein wenig verdaut werden kann, füge ich hinzu: „Aber mit entsprechenden Pausen. Eigentlich sollten sie ein Begleiter für das ganze Leben werden."

Der Hinweis auf das ganze Leben meint, daß, wenn man etwas gefunden hat, das sich bewährt und wirklich geholfen hat, es auch gut ist, dabei zu bleiben. Dann nämlich kann eine Heilweise der treue Begleiter für ein ganzes Leben werden. Und mit den Pausen ist ein Hauptthema dieses Buches angesprochen. Die Pausen in der Einnahme der Mineralstoffe entstehen auf ganz natürliche Weise.

Sie sind diktiert durch den Rhythmus des Lebens.

Jeder Mensch muß sich im Laufe des Jahres, aber auch durch die immer wieder auftretenden Veränderungen in seinem Leben mit jeweils unterschiedlichen Problemen auseinander setzen. Die verschiedenen Jahreszeiten wirken sich – jede auf ihre Art – ebenfalls auf den Körper aus. Ob sich jemand im naßkalten, nebeligen November zur Arbeit begibt oder an einem strahlend warmen Frühlingstag, aufgemuntert durch die belebenden Sonnenstrahlen, spielt für sein Wohlbefinden eine große Rolle. Auch Kindern haben je nach Jahreszeit andere Bedürfnisse. In den Sommerferien tollen sie im Freien herum und können spielen. An einem kalten Wintertag bauen sie aus dem frisch gefallenen Schnee eine Schneeburg oder einen Schneemann. Während der Schulzeit sitzen sie konzentriert in der Schule und machen dann die Hausaufgaben.

Mit dem Menschen ist sein gesamter Organismus gefordert. Im Winter ist er hauptsächlich ausgelastet mit dem Schutz vor Kälte und der Erhaltung der Körpertemperatur. Im Sommer befaßt er sich ebenfalls mit der Steuerung der Temperatur, aber mit umgekehrten Vorzeichen. Im Herbst kann die Umstellung auf die Heizperiode manchen Menschen Probleme bereiten, und im Frühjahr sind wieder andere aufgrund ihrer Pollenallergie gezwungen, im Haus zu bleiben.

Diesem Lauf angepaßt, haben wir für Sie eine monatsweise Wanderung durch die vier Jahreszeiten zusammengestellt. So sind Sie gegen jede Unbill gewappnet und können für die entsprechenden gesundheitlichen Probleme den richtigen Mineralstoff finden. Was aber noch viel wichtiger ist: Durch kluge Vorsorge können Sie vorbeugen, damit gesundheitliche Störungen bei Ihnen oder Ihrer Familie erst gar nicht auftreten.

Worauf wir noch aufmerksam machen möchten:
In diesem Buch sind zu Ihrer Hilfe viele Einnahmeempfehlungen abgedruckt. Alle Angaben die Stückzahlen betreffend sind jeweils auf **einen Tag** bezogen.

Wir wünschen Ihnen viel Freude mit diesem Buch! Möge es ein unentbehrlicher Begleiter im Verlauf des Jahres werden und reichlich Erfolg bei der Anwendung der Mineralstoffe ermöglichen.

Thomas Feichtinger
Mag. pharm. Susana Niedan
Zell am See

Entdeckung und Bedeutung der Mineralstoffe

Kleine Ernährungskunde

Nicht immer standen die Mineralstoffe so im Blickfeld der Menschen wie heute. Doch in unserem Jahrhundert fand eine beachtenswerte Entwicklung im Nahrungsbereich statt, die immer noch großen Einfluß auf die Gesundheit der Menschen hat. Und gerade die Nahrungsmittelforschung fand immer weitere wichtige Stoffe in unseren Lebensmitteln.

Kalorien

Als Menschen begannen, in Städte zu ziehen, wurde es für die Nahrungsmittelzulieferer zunehmend wichtig, Vorräte anlegen zu können. Lagerhaltung und Lagerfähigkeit der Lebensmittel spielten nun eine große Rolle. In diesem Zusammenhang war auch wichtig, welche Energiemenge ein

1g Fett ergeben 9,3 Kalorien
1g Kohlenhydrate 4,1 Kalorien
1g Eiweiß ebenfalls 4,1 Kalorien

Nährwerte

bestimmtes Nahrungsmittel liefern konnte. Man glaubte, daß dies die einzige Aufgabe eines Lebensmittels sei. Folglich wurden in den Anfängen der Nahrungsmittelforschung Lebensmittel ausschließlich auf ihren Energiegehalt untersucht. Als Einheit für die Energie wurde zunächst die Maßeinheit „Kalorie" (cal.), dann „Joule" (J) bestimmt, wobei 1 Kalorie 4,187 Joule entspricht.

Der Wert eines Nahrungsmittels wurde als um so größer angesehen, je mehr Kalorien es enthielt. Alle anderen Nahrungsbestandteile – von Salzen (Mineralstoffverbindungen) abgesehen – galten als wertlos.

Infolge dieser Anschauung wurden Lebensmittel denaturiert, isoliert und konserviert. Bei Getreidekörnern etwa wurde die Schale, die sehr viele Mineralstoffe enthält, beseitigt und der Keim, in dem sich ungesättigte Fettsäu-

Einseitige Ernährung kann gesundheitsschädliche Folgen haben.

ren, Vitamine, Lecithine und pflanzliches Eiweiß befinden, entfernt (Denaturierung). Zucker wurde aus seinem natürlichen Verband herausgelöst, und dabei von den Vitaminen und vor allem von den Mineralstoffen getrennt, die der Körper dringend zu seiner Verarbeitung benötigt (Isolierung).

Die Konservierung von Lebensmittel tut ein übriges, um Vitamine und Mineralstoffe zu zerstören. Inzwischen können Sie sogar davon ausgehen, daß selbst frische Lebensmittel nicht mehr den früheren Gehalt an Nährstoffen enthalten. Massenproduktion, das Ernten der Produkte vor ihrer Reifung, lange Transportwege und lange Lagerzeiten bewirken, daß Obst und Gemüse nur einen geringen Bestand an Vitaminen und Mineralstoffen enthalten.

Vitamine

Ungezählten überraschend auftretenden Gesundheitsstörungen liegt Vitaminmangel zugrunde. Viele Menschen glauben, daß Gesundheit ausschließlich durch Zufuhr einer ausreichenden Menge von Vitaminen in Form von Vitaminpräparaten erlangt werden könne. Das ist ein Irrtum. Denn: Vitaminpräparate allein sind kein Ersatz für eine ausgewogene Ernährung.

Vitalstoffe

Vitalstoffe sind Stoffe, die die Vitalität (Fitneß) des Körpers steigern. Sie unterstützen die Stoffwechseltätigkeit der Zellen vor allem im Hinblick auf die Energiegewinnung in der Zelle. Hier haben sie einen entscheidenden Einfluß, denn sie verlangsamen ihren Alterungsprozeß. Zu den Vitalstoffen gehören unter anderem das Q10 oder das Carotaben und das OPC, vor allem Substanzen, die freie Radikale binden.

Energie

Die Energie, die der Mensch durch den Genuß von Lebensmitteln aufnimmt, ist bis heute unbeachtet geblieben. Doch die „einverleibte" Energie hat großen Einfluß auf die Gesundheit (s. S.85, „Herbst") .

Mineralstoffe

Mineralstoffe sind die Basis des organischen Lebens überhaupt. Es gibt keine Zelle, weder bei Pflanzen noch bei Tieren noch beim Menschen, die keine Mineralstoffverbindungen enthält. Der Aufbau von Zellsubstanz kann ohne Mineralstoffe nicht erfolgen. Dabei ist nicht nur der wachsende Organismus, sondern auch der des Erwachsenen auf eine ständige Mineralstoffzufuhr angewiesen, weil er ständig durch Ausscheidung über Stuhl, Urin und Schweiß Mineralstoffe verliert. Die verschiedenen Mineralstoffe haben jeweils bestimmte Aufgaben. Ein Mangel führt sehr schnell zu Störungen im Zellaufbau und im Ablauf der lebensnotwendigen Vorgänge.

Von Justus von Liebig stammt das Minimumgesetz, das sich auch auf den menschlichen Organismus anwenden läßt. Es besagt, daß Wachstum und Gedeihen jeder Pflanze von dem Mineralstoff abhängt, von dem am wenigsten im Boden vorhanden ist.

Grundsätzlich sind die Mineralstoffe im menschlichen Körper an jedem Lebensvorgang beteiligt. Bei den Stoffwechselprozessen haben sie katalytische Wirkung, das heißt, Stoffwechselreaktionen werden durch Mineralstoffe überhaupt erst ermöglicht und/oder beschleunigt. Ihre Aufgaben in der menschlichen Zelle sind noch nicht endgültig geklärt, trotzdem ist in der Allgemeinmedizin ihre Bedeutung schon erkannt worden.

■ **Wichtig:**
Der Stoffwechsel und das Leistungsvermögen des menschlichen Körpers hängen von jenem Mineralstoff ab, dessen Vorrat am geringsten ist.

Bei Störungen im Organismus muß deshalb vor allem abgeklärt werden, ob es sich tatsächlich um Folgen eines Mineralstoffmangels handelt oder um Probleme, die andere Ursachen haben, wie eine gestörte Energiebilanz, ein Mangel an Farben oder Zwänge im charakterlichen Bereich.

Bei den Mineralstoffen im menschlichen Körper unterscheiden wir zwischen denen innerhalb und denen außerhalb der Zelle. Zwischen diesen beiden Bereichen gibt es ein optimales Verhältnis, das der Organismus aufrechtzuerhalten versucht. Beispiele:

■ **Wichtig:**
Bei ernsthaften Erkrankungen ist ein Arzt aufzusuchen!

Das Verhältnis der Natrium-chloratum-Moleküle in den Zellen und in den Körperflüssigkeiten ist konstant. Nimmt der Bestand in den Zellen ab, indem etwa Moleküle für die Steuerung des Wärme- oder Flüssigkeitshaushaltes verbraucht werden, so versucht der Organismus, das lebensnotwendige Spannungsverhältnis wiederherzustellen. Er scheidet alle Natrium-chloratum-Moleküle aus den Körperflüssigkeiten aus, denen in den Zellen das Gegenüber fehlt. Es kommt zum sogenannten Salzfluß, das heißt, die Tränen werden salzig und brennen auf den Lidern, der

Schweiß wird salzig schmerzend und auch der Harn kann unangenehm brennen. Oder: Werden zuviel Calciumpräparate eingenommen, lagert der Körper die Calciummoleküle unter Umständen in Steinen ab, beispielsweise als Nieren- oder Blasensteine.

Außerdem ist bei den Mineralstoffen im Körper zwischen den Baustoffen und den Betriebsstoffen zu unterscheiden. Betriebsstoffe sind die Mineralstoffe innerhalb der Zellen. Ein Beispiel dazu: Befinden sich zu wenig Calciummoleküle in den Osteoblasten (das sind die knochenaufbauenden Zellen) können diese keinen Kalkmantel bilden und somit den Knochen nicht aufbauen. Der Kalkmantel besteht aus Calciumverbindungen, welche die Baustoffe außerhalb der Zelle darstellen (Skelettaufbau).

Mineralstoffe nach Dr. Schüßler

Einer, der sich im letzten Jahrhundert intensiv mit der Bedeutung der Mineralstoffe für den menschlichen Körper auseinandersetzte, war Dr. Wilhelm Heinrich Schüßler. Sein Wirken gipfelte in der Entwicklung einer eigenen Heilweise, die ausschließlich mit den von ihm gefundenen Mineralstoffverbindungen arbeitet.

Wilhelm Heinrich Schüßler wurde am 21. August 1821 in Zwischenahn im Großherzogtum Oldenburg geboren. Er stammte aus ärmlichen Verhältnissen und konnte erst mit dreißig Jahren das Studium beginnen. Er studierte in Paris, wo die medizinische Fakultät einen besonders guten Ruf genoß, in Berlin, wo die beiden Forscher Moleschott und Virchow einen nachhaltigen Einfluß auf Schüßler hatten, und in Prag, weil dort die Homöopathie durch gute Lehrer vertreten war. 1858 ließ er sich in Oldenburg als homöopathischer Arzt nieder, wo er vierzig Jahre lang segensreich wirkte.

Schüßlers Entdeckung

In den ersten Jahren arbeitete Schüßler homöopathisch, war damit jedoch bald unzufrieden. Er suchte eine einfache Heilweise und ging dabei den Störungen, die wir Krankheiten nennen, auf den Grund. Dabei fand er heraus, daß sich die meisten Krankheiten auf einen Mangel an Mineralstoffen zurückführen lassen. Und zwar auf einen ganz speziellen Mangel: den

innerhalb der Zelle. Seine Entdeckung wurde von zwei bedeutenden Weg-gefährten maßgeblich beeinflußt. Zum einen von **Rudolf Virchow**, dem Erforscher der Zelle, der in der Krankheit des Körpers auch die Krankheit der Zelle sah. Zum anderen von dem Niederländer **Jacob Moleschott** der die biochemischen Vorgänge, die in der Zelle oder dem Körper ablaufen, in den Mittelpunkt seiner Arbeit stellte. Dieser war überzeugt, daß die Krank-heit der Zelle durch Verlust an anorganischen Salzen (Mineralstoffen) ent-steht.

Schüßler kam zu der Erkenntnis, daß die Gesundheit der Zelle und damit die Gesundheit des Körpers durch Deckung des Verlustes entsteht. Er führ-te aus: „Um Schaden zu verhüten und um die Mittel aufnahmefähig für die Zelle zu machen, müssen dieselben potenziert (verdünnt) werden."

Bei den Substanzen nach Schüßler handelt es sich um Mineralstoffe, die so stark verdünnt sind, daß sie von der Zelle direkt aufgenommen wer-den können. Als homöopathischem Arzt gelang es ihm ohne weiteres, die entsprechenden Potenzierungen herauszufinden. Denn Mineralstoffe, die pur gegeben werden, können für den Organismus eine Belastung darstel-len. Wie beispielsweise die üblichen Calcium-, Magnesium- oder Eisen-präparate. Werden sie zu lange genommen, kann es zu unerwünschten Nebenwirkungen kommen, weil sich die Stoffe im Gewebe ablagern kön-nen, zum Beispiel in Form von Nierensteinen. Poten-zierte Stoffe kann der Organismus ohne Probleme bis in die Zellen hinein aufnehmen.

Ein Mangel an Mineralstoffen **außerhalb** der Zelle, der meist durch ungesunden Lebenswandel entsteht, kann durch Schüßler-Mineralstoffe nicht aufgefüllt werden. Statt dessen muß die Lebenswei-se verändert werden. Manchmal kann es nötig sein, Mineralstoffmangel auf beiden Ebenen aufzufüllen, innerhalb und außerhalb der Zelle (s. S.11).

■ Wichtig:
Bei der Biochemie nach Schüßler geht es grundsätzlich um die Mineralstoffe in der Zelle und indirekt um die Steuerung der Konzentrationsunterschiede innerhalb und außerhalb der Zelle.

Wirkung der Mineralstoffe

Wie die Mineralstoffe nach Schüßler wirken, kann man am besten in Bei-spielen verdeutlichen: Wenn jemand eine stark gesalzene Suppe ißt, ver-schiebt sich der Salzgehalt enorm in Richtung außerhalb der Zelle. Dort herrscht dann eine zu hohe Salzkonzentration, die meistens durch Trinken ausgeglichen wird, da sich ein starkes Durstgefühl einstellt. Nach Einnahme einiger Tabletten von Nr. 8 Natrium chloratum verschwindet das Durstgefühl. Denn der Gehalt an Natrium chloratum innerhalb der Zellen wurde so stark angehoben, daß wieder das physiologische Verhältnis der Mineralstoffkonzentration geschaffen ist.

Ein weiteres Beispiel: Eine Übersäuerung wird häufig über den Calciumhaushalt neutralisiert. Calcium ist der Mineralstoff mit dem größten Vorrat im Körper. Für die Neutralisierung werden allerdings Calciummoleküle verwendet, wie sie die Zelle benötigt. Das physiologische Verhältnis der Calciummoleküle innerhalb und außerhalb der Zelle wird dadurch gestört. Die Calciumkonzentration außerhalb der Zelle ist zu hoch und wirkt sich als Ablagerung auch in Form von Steinen aus. Nimmt der durch solche Steine belastete Mensch Nr. 2 Calcium phosphoricum ein, wird das Calcium innerhalb der Zellen aufgefüllt und das Gleichgewicht wiederhergestellt.

Ein letztes Beispiel: Eisenpräparate sind für den Körper relativ schwer aufzunehmen. Oft steigt der Eisenspiegel im Blut nur während der Einnahme an, um nach Beendigung der Kur wieder abzusinken. Durch Eisenpräparate wird der Eisenhaushalt außerhalb der Zelle aufgefüllt. Diesem Eisen steht aber nicht genügend Eisen innerhalb der Zellen gegenüber. Es besteht kein „gesundes" Verhältnis. Der Organismus kann das Eisen nicht „festhalten" und verliert es wieder. Davor schützt die gleichzeitige Einnahme von Nr. 3 Ferrum phosphoricum. Ein physiologisches Verhältnis von Eisen innerhalb und außerhalb der Zellen wird geschaffen.

Zubereitung der Mineralstoffe nach Dr. Schüßler

Die Mineralstoffe nach Schüßler sind so verdünnt, daß sie durch die winzigen Öffnungen der Zellwand hindurchtreten können. Die Verdünnung macht es gleichzeitig unmöglich, zuviel dieser Stoffe zu sich zu nehmen. Dazu ein Vergleich: In einer Literflasche Mineralwasser sind durchschnittlich circa 1.000 mg (= 1g) gelöste Mineralstoffe. Wenn jemand eine solche Menge durch Mineralstoffe nach Schüßler in D6 zu sich nehmen möchte, müsste er 1 Tonne (1.000 kg) des Mineralstoffpräparats im Mund zergehen lassen.

Eine Pastille wiegt 0,25 g. 100 g entsprechen also etwa 400 Pastillen, 250 g etwa 1.000 Stück und 1 kg gar circa 4.000 Stück.

Das verdeutlicht, welche Verdünnung durch den Potenzierungsvorgang erreicht wird. Darin liegt auch die Wirksamkeit. Denn es kommt nicht auf die Menge der Mineralstoffe an, sondern auf ihre Qualität. Die Mineralstoffmoleküle können, weil sie im Milchzucker als vereinzelte Moleküle vorliegen, vom

■ Wichtig:
Eine Überdosierung der Mineralstoffe nach Schüßler ist kaum möglich.

Organismus unmittelbar eingebaut und verwendet werden. Es sind keine aufwendigen chemischen Zerlegungs- und Aufbauprozesse mehr zu leisten.

12 Mineralstoffe des Lebens

Schüßler fand 12 Mineralstoffverbindungen, die für die Funktion und den Bau des menschlichen Körpers von Bedeutung sind. Im Zuge der Weiterentwicklung seiner Heilweise wurden 12 weitere Mineralstoffverbindungen gefunden, die als Erweiterungsmittel bekannt sind.

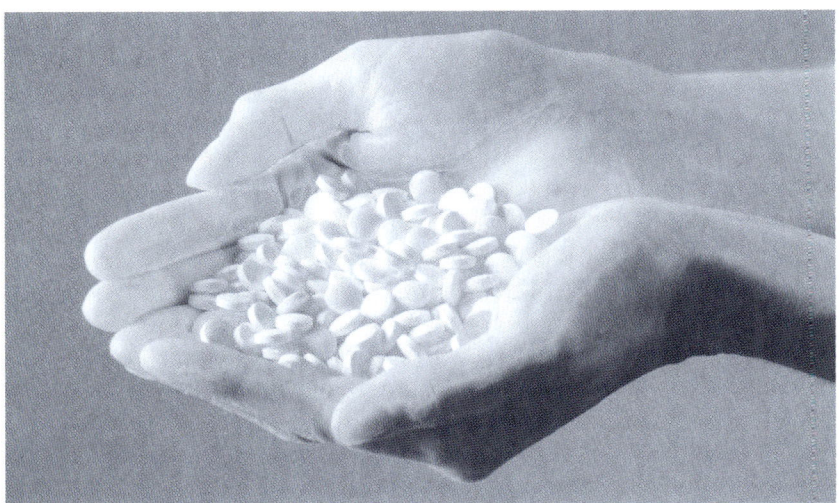

Schüßler hat den zwölften seiner Mineralstoffe aus seiner Heilweise entfernt, weil er durch die Untersuchungen eines Chemikers zur Überzeugung kam, daß dieser nicht zum ständigen Bestand des menschlichen Körpers gehöre. Das erwies sich als Irrtum. Deshalb haben viele Anwender Nr. 12 Calcium sulfuricum in die Reihe der Mineralstoffe nach Schüßler wieder aufgenommen.

Widerstände gegen die Lehre Dr. Schüßlers

Als Schüßler mit seiner Heilweise 1873 das erste Mal an die Öffentlichkeit trat, stieß er auf starken Widerspruch. Das war verständlich, verwendeten die Homöopathen zu der Zeit doch ungefähr 600 verschiedene Präparate. Und da sollten auf einmal 12 Mittel ausreichen, um „alle Krankheiten zu heilen, die überhaupt heilbar sind". Ein Jahr später veröffentlichte Schüßler seine Heilweise in der Broschüre „Abgekürzte Therapie".

Ab der ersten Veröffentlichung hatte sich Schüßler mit Kritik auseinanderzusetzen – bis hin zu persönlichen Angriffen. Immer wieder gelang es ihm, die Argumente sachlicher Natur zu entkräften. Innerhalb kurzer Zeit fand er viele Anhänger; seine Heilweise breitete sich über die ganze Welt aus. Nach seinem Tod wurde sie allerdings nicht mehr als eigenständige Heilweise angesehen. Sie wurde von der Homöopathie vereinnahmt und gilt leider heute noch als „Wurmfortsatz" der Homöopathie.

Verschiedene Heilweisen

Reiz- oder Befriedigungsheilweise

Der Streit, ob die Biochemie nach Schüßler eine Reiz- oder eine Befriedigungsheilweise darstellt, zieht sich bis in die heutige Zeit. In der Reizheilweise wird versucht, den Organismus durch einen Reiz aufzufordern, Störungen zu beseitigen oder Krankheiten aufzulösen. Dafür benötigt er aber Betriebsstoffe. Stehen diese nicht zur Verfügung, kann der Organismus nicht antworten – so lange nicht, bis sie wieder zur Verfügung stehen. Und darum bemüht sich die Heilweise nach Schüßler. Werden die Schüßlermineralstoffe als Reiz eingesetzt, wird der Organismus aufgefordert, sich die fehlenden Mineralstoffe aus der Nahrung zu entnehmen. Diese sind dort nur noch mangelhaft oder in sehr komplizierten chemischen Verbindungen enthalten, so daß sie für den Organismus schwerlich zur Verfügung stehen.

Die Autoren dieses Buches sind der Überzeugung, daß sich die Mineralstoffe nach Schüßler einerseits als Reiz einsetzen lassen, genauso aber auch der Beseitigung von Mängeln dienen.

Es hängt nun von der Betrachtungsweise des Mineralstoffanwenders ab, welche Menge er dann dem Hilfesuchenden empfiehlt.

Sieht er diese speziellen Mineralstoffe als Reiz, wird er die in der Homöopathie übliche Dosierung wählen. Hat er sich, wie die Autoren, für die Mängel beseitigende Einstellung entschieden, wird er wesentlich höhere Dosierungen aussuchen. Von großer Bedeutung ist in diesem Zusammenhang, daß die Reizheilweise Grenzen hat (s. S. 21).

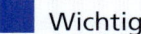 **Wichtig:**
Für die Einnahme von Mineralstoffen ist es unbedingt notwendig, darauf zu achten, ob die Mängel innerhalb oder außerhalb der Zellen vorliegen.

Zunächst wollen wir die Mängel außerhalb der Zellen genauer betrachten.

Die Bedeutung einer gesunden Ernährung

Mängel außerhalb der Zelle entstehen durch körperliche Belastungen. Normalerweise werden die Verluste über die Nahrung aufgefüllt. Diese ist jedoch nicht mehr so mineralstoffreich wie früher.

Ein Mangel, der durch ungesunde Ernährungsweise entsteht, kann nicht durch Mineralstoffe nach Schüßler beseitigt werden. Eine vollwertige Ernährung hingegen kann Mineralstoffmängeln außerhalb der Zellen vorbeugen. Der Betreffende muß seine Ernährungsgewohnheiten verändern und sich auf Vollwerternährung mit möglichst naturbelassenen Lebensmitteln umstellen.

Das beweist auch die Antlitzanalyse. Sie zeigt, daß Menschen, die sich vollwertig ernähren, auch weniger Mineralstoffmängel innerhalb der Zellen haben. Mittels dieser Analysemethode – entwickelt von Kurt Hickethier – kann man im Gesicht eines Menschen die jeweiligen Mineralstoffmängel erkennen. Im Grunde ist das nichts Neues, denn das Antlitz verrät sehr viel über den Menschen. Man muß sich nur intensiv mit ihm beschäftigen. Und jeder kann sehen, ob beispielsweise ein biologisches Alter zum Lebensalter paßt oder nicht.

> Wer sich mit Mineralstoffen nach Schüßler versorgen will, sollte trotzdem auf eine gesunde Ernährung achten! *Hinweis*

Mängel trotz gesunder Ernährung

Immer wieder ist zu hören: „Ich ernähre mich gesund. Dann kann ich doch auch keine Mängel haben!" Leider ist das oft nicht der Fall. Allein durch die Umweltbelastung gibt es keine wirklich vollwertige Ernährung mehr. Auch die wachsende Menge an Giftstoffen in Umwelt und Nahrung ist schädlich für unseren Organismus. Weitere schädigende Ursachen liegen in der steigenden energetischen Belastung, aber auch in der Vergiftung der „seelischen" Umwelt etwa durch die Massenmedien (Gewalt, Verbrechen). Hinzu kommt, daß auf der Charakterebene zwanghafte Strukturen an der körperlichen Substanz zehren können. Der Streß unserer modernen Zeit verlangt ein hohes Maß an Energie und körperlicher Leistungsfähigkeit, und für das hohe Alter, das viele Menschen erreichen, müssen die Mineralstoffvorräte viel länger reichen als früher.

Mineralstoffpräparate

Treten im Körper Mineralstoffmängel auf, versucht der Betroffene oft, diese durch eine hohe Dosierung auszugleichen, ganz nach dem Motto: „Je mehr, desto besser." Davor muß gewarnt werden. Eine einseitige Versorgung des Körpers mit einem bestimmten Mineralstoff kann zu unerwünschten Verschiebungen im Mineralstoffhaushalt führen. Wird beispielsweise Eisen in hohen Dosen geschluckt, gerät der Zinkhaushalt aus dem Lot. Calcium im Übermaß wirkt schädlich auf die Zinkbalance. Bei der Einnahme von Gesteinsmehl oder Heilerde muß sehr vorsichtig vorgegangen werden, da der Organismus die überzähligen Mineralstoffe als Steine in der Niere oder Blase ablagert – man wird „steinreich"!

Helfen die üblichen Mineralstoffpräparate nicht, ist das ein Zeichen dafür, daß der Mangel innerhalb der Zelle nicht aufgefüllt wurde.

Der Körper – Ein ausgeklügeltes Speichersystem

Es kommt nicht gleich zu Störungen, wenn die Mineralstoffvorräte durch erhöhte Anforderungen abnehmen. Der menschliche Körper besitzt ein ausgeklügeltes Speichersystem. Für alle benötigten Betriebsstoffe legt er einen Vorrat an, um auf Belastungen schnell reagieren zu können. Unterschieden werden: Der kurzfristige Arbeitsspeicher, der zum Auffangen von vorübergehenden, überraschend auftretenden Belastungen dient, und der langfristige Speicher, der die Arbeitsspeicher wieder auffüllt.

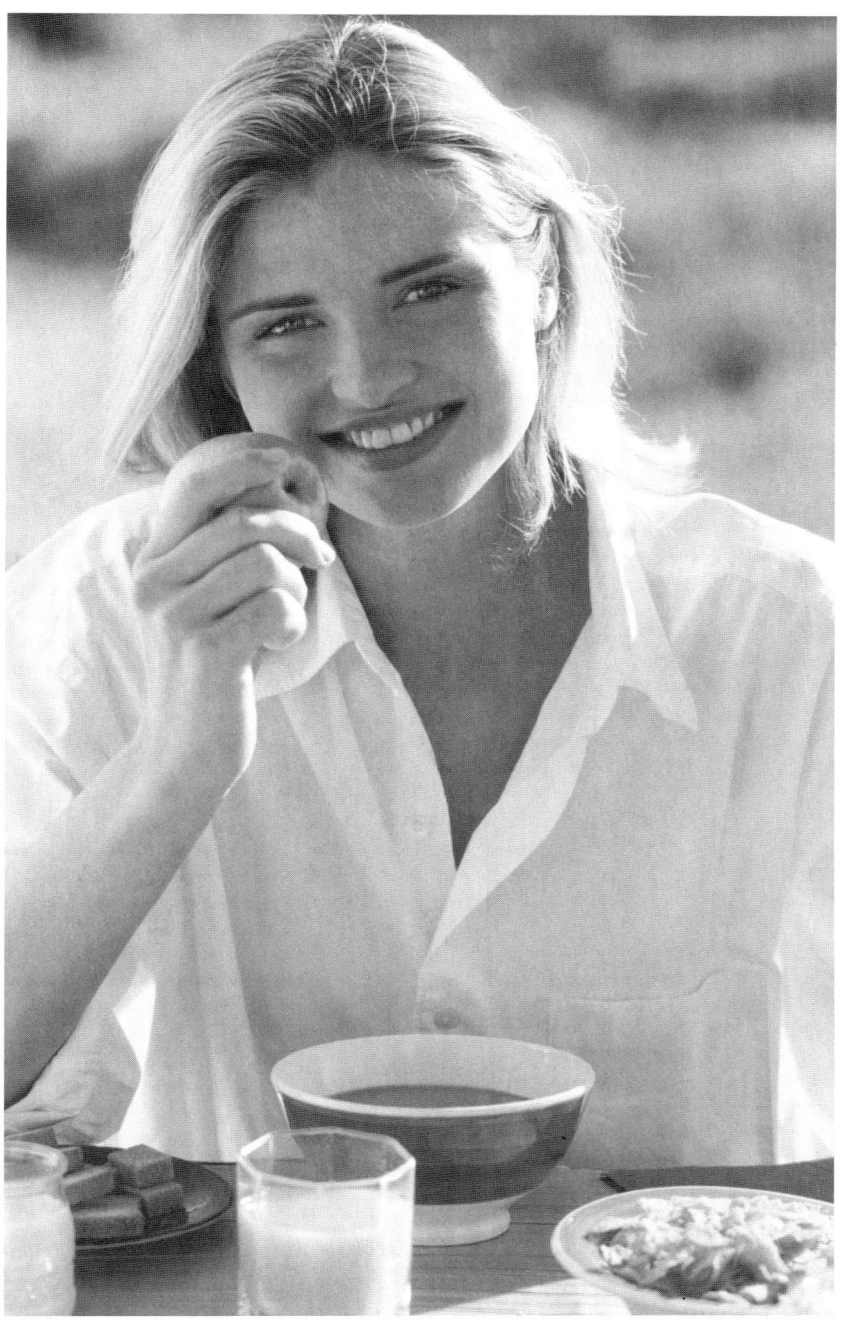

Gehen die Vorräte in den Speichern zurück, wird die Funktion des Körpers eingeschränkt. Zunächst leiden die nicht lebensnotwendigen Bereiche wie Haare und Nägel. Die Haut wird faltig und nimmt eine ungesunde Farbe an, eine schleppende Müdigkeit stellt sich ein. Bei einem größeren Mangel können verschiedene Lebensfunktionen nur noch ungenügend erfüllt werden. Beispielsweise können Ausscheidung und Verdauung gestört sein, die Aderwände können sich verhärten. Später werden die Organe in Mitleidenschaft gezogen und können ihre Aufgaben nicht mehr erfüllen.

Wer Mineralstoffe nach Schüßler anwendet, wird bemüht sein, die Anzeichen für Mängel – sozusagen die Vorboten von gesundheitlichen Problemen – zu erkennen und zu beseitigen. Denn eine gute Vorsorge beugt gesundheitlichen Störungen vor.

Dauer der Mineralstoffeinnahme

Auch wenn durch die Einnahme von Mineralstoffen die Symptome verschwinden, sind die Speicher im Körper noch lange nicht ausreichend aufgefüllt. Bei der geringsten Belastung können wieder Krankheiten auftreten, denn es fehlt der Puffer. Häufig wird dann behauptet, daß die Mineralstoffe nicht viel geholfen hätten. Tatsächlich hat der Betreffende sie nur viel zu kurz eingenommen. Wenn die Funktionsstörungen verschwunden sind, müssen die körpereigenen Speicher aufgefüllt werden, denn bei plötzlichen Belastungen greift der Körper auf diese Speicher zurück. Eine gute Gesundheitsvorsorge muß deshalb das Auffüllen der Mineralstoffspeicher sichern. Dies kann Wochen, Monate oder auch Jahre dauern.

Wichtig:
Alle natürlichen Heilweisen haben ihre Grenzen, so auch die Biochemie nach Schüßler. Nie sollte auf ärztliche Versorgung und diagnostische Abklärung verzichtet werden.

Wer laufend viel leisten muß und daher einen großen Verschleiß an Betriebsstoffen hat, sollte immer Mineralstoffe nehmen. Dann muß der Körper nicht auf die Speicher zurückgreifen. Wer nicht den laufenden Bedarf deckt, schafft Hypotheken für die Zukunft. Diese Schulden müssen irgendwann eingelöst werden, indem sie entweder zu einer leichten Krankheit führen, die den Menschen zwingt, sich auszuruhen, oder gar zu schweren und chronischen Leiden.

Die Mineralstoffe nach Schüßler sollten also zur Vorbeugung vor allen Gesundheitsstörungen eingenommen werden, die durch einen Mangel an Betriebsstoffen entstehen. Solange kein Gewebe oder Organ irreparabel geschädigt ist, sind diese Gesundheitsstörungen umkehrbar. Bei allen schweren Krankheiten, zum Beispiel multiple Sklerose, können die Mineralstoffe nach Schüßler ausschließlich unterstützend zur Linderung der Beschwerden eingesetzt werden.

Die Sprache des Körpers

Die Biochemie nach Schüßler versucht, aufgrund von Zeichen Mängel festzustellen und diese zu beseitigen. Sie arbeitet an der Beseitigung von Ursachen, nicht von Symptomen. Dazu ist es wichtig, die Sprache des Körpers zu verstehen – den Code entziffern zu können. Beispiele:

- Leichtes Fieber wird als Zeichen für einen Mangel an Ferrum phosphoricum (Nr. 3) und nicht als Symptom einer Krankheit verstanden.
  Schnupfen ist das Zeichen für einen Mangel an Natrium chloratum (Nr. 8).
- Husten mit schleimigen Auswurf entspricht einem Fehlen an Kalium chloratum (Nr. 4).

Bei dieser Heilweise werden keine Symptome bekämpft oder gar unterdrückt, sondern der Anwender versucht, den Mineralstoffmangel zu entdecken, der die Gesundheitsstörung verursacht, und ihn zu beseitigen.

Die Sichtweise von Krankheit bestimmt die Heilweise

Wir unterscheiden drei verschiedene Arten von Heilweisen:

- Die **klassische medizinische Heilweise** bekämpft die Krankheit als Feind des Menschen. Dabei gerät der Kranke selbst oft aus dem Blickfeld. In dieser Heilweise wird gefragt: „Welches Mittel muß ich nehmen gegen ...?"
- Die **Reizheilweise** stimuliert die Selbstheilungskraft des Körpers. Doch um auf einen Reiz antworten zu können, bedarf es der Betriebsstoffe. Wenn diese nicht mehr zur Verfügung stehen, kann über diesen Weg keine Besserung erfolgen.
- Eine **Substitutionsheilweise** versucht, die Ursachen zu entdecken und den Mangel zu beseitigen. Die Biochemie nach Schüßler will die Defizite innerhalb der Zellen auffüllen und damit das gesunde Spannungsverhältnis zwischen den Mineralstoffkonzentrationen innerhalb und außerhalb der Zellen wieder herstellen.

Mineralstoffe: Zusammensetzung und Qualitätsunterschiede

Bei der Anwendung der Mineralstoffe nach Schüßler als Substitutionsmittel ist die Dosis erfahrungsgemäß wesentlich höher als jene, die bei der Reizheilweise verwendet wird.

Die Mineralstoffe nach Schüßler liegen grundsätzlich in der gleichen Zusammensetzung wie im Körper vor. Deshalb kann sie der Körper sofort über die Mundschleimhäute aufnehmen und verwenden. Aufgrund der hohen Verdünnung ist es auch kaum möglich, zuviel zu nehmen. Allerdings können unerwünschte Reaktionen auftreten (s. S.34).

Die Mineralstoffe nach Schüßler sind homöopathisch hergestellte Arzneimittel. Sie unterliegen aber nicht der Rezeptpflicht. Jeder kann in der Apotheke die Mineralstoffe nach Schüßler kaufen. Es gibt allerdings verschiedene Hersteller, deren Produkte unterschiedliche Qualität haben. Da die Wirksamkeit der Mineralstoffe von ihrer Beschaffenheit abhängt, sollten Sie auf eine gute Qualität achten. Die Autoren bevorzugen die Mineralstoffe der Firma Pflüger, weil sie sehr leicht im Mund zergehen und vom Geschmack her ausgezeichnet sind. Außerdem enthalten sie keine Weizenstärke und haben einen sehr geringen Zusatz an Tablettierungsstoffen. Die schonende Herstellung und das Bemühen um einen hohen Qualitätsstandard überzeugen. Sie können aber auch Ihrem eigenen Geschmackssinn vertrauen und die Mineralstoffe mit dem eigenen Gespür einer Überprüfung unterziehen und jene auswählen, die Ihnen am besten entsprechen.

Die Mineralstoffe auf einen Blick

Diese einfache Übersicht soll es Ihnen ermöglichen, die Mineralstoffe nach Schüßler für den Hausgebrauch einzusetzen. Bei ernsten Beschwerden ist jedoch immer ein Arzt heranzuziehen!

Nr. 1 Calcium fluoratum (Flußspat), D 12

Aufgaben

Es ist zuständig für die Elastizität des Bindegewebes, also für Bänder, Gewebe, Gefäße und Muskeln, außerdem für den Zahnschmelz und die

Knochenoberfläche. Fehlt der Mineralstoff, führt das entweder zu Dehnungen, Verkürzungen oder Verhärtungen. Der Oberflächen-schützende Hornstoff, das Keratin, wird durch Calcium fluoratum gebunden. Bei einem Mangel tritt er an die Hautoberfläche und bildet eine Hornhaut.

Anwendungsgebiete

Schwielen, Hornstoffaustritt (besonders an den Fersen), Risse an Händen und Lippen, Überbeine, Plattfüße, Krampfadern, Hämorrhoiden, Karies, weiche oder splitternde Fingernägel, einknickende Knöchel, Bänderdehnung (Schlottergelenke), lockere Zähne.

Nr. 2 Calcium phosphoricum, D 6

Aufgaben

Dieser Mineralstoff ist das wichtigste Knochenaufbaumittel und bildet das Zahnbein. Weiter wird er für die Blutbildung, den Eiweiß- und Zellaufbau benötigt. Calcium phosphoricum wird im Körper zur Neutralisation von Säuren eingesetzt und ist außerdem ein wichtiges Aufbaumittel nach Krankheiten.

Anwendungsgebiete

Blutarmut, Schlafstörungen, Muskelkrämpfe, Kribbeln und Taubheit an Händen und Füßen, Wetterempfindlichkeit, Schweißausbrüche, bellender Husten (vor allem bei Kindern), zu schneller Pulsschlag, Nervosität, Anspannungskopfschmerz.

Anmerkungen

Ein Mangel an Calcium phosphoricum führt zu Heißhunger auf pikante Speisen, vor allem auf Ketchup, Senf und Geräuchertes. Besonders Kinder sind sehr anfällig für Defizite, da sie für den gesunden Aufbau ihres Körpers sehr viel von diesem Mineralstoff benötigen.

Nr. 3 Ferrum phosphoricum, D 12

Aufgaben

Es wird eingesetzt bei Verletzungen und allen plötzlich auftretenden (akuten) Gesundheitsstörungen. Immer dann, wenn die körpereigenen Abwehrkräfte in Alarmzustand versetzt werden, wirkt dieser Mineralstoff unterstützend. Er ist das Mittel für die Erste Hilfe bei Verletzungen, vor allem gegen Schmerzen. Beginnende entzündliche Prozesse und frische Wunden, aber auch infektiöse Kinderkrankheiten im Anfangsstadium werden günstig beeinflusst. Vorbeugend genommen stärkt Ferrum phosphoricum die Widerstandskraft. Außerdem ist es ist ein wesentlicher Bestandteil der roten Blutkörperchen.

Anwendungsgebiete

Entzündungen aller Art, frische Verletzungen (das Auflegen von aufgelösten Mineralstofftabletten in Form eines Breies ist in diesem Falle empfehlenswert), leichtes Fieber (bis 38,8 °C), Ohrenschmerzen, Mittelohrentzündung, Rauschen im Ohr (Durchblutungsstörung), klopfende, pochende, pulsierende Schmerzen (Kopfschmerzen), mangelnde Konzentrationsfähigkeit, Sonnenunverträglichkeit.

Anmerkungen

Kaffee, schwarzer Tee und Kakao verbrauchen sehr viel Eisen (Ferrumphosphoricum-Räuber).

Nr. 4 Kalium chloratum, D 6

Aufgaben

Kalium chloratum bindet und bildet im Körper den Faserstoff, der ein wesentlicher Bestandteil des Bindegewebes ist und die Drüsentätigkeit beeinflußt. Bei einem Mangel leidet die Fließfähigkeit des Blutes, weil es durch den frei werdenden Faserstoff verdickt wird. Kalium chloratum sollte bei Entzündungen im fortgeschrittenen Stadium eingesetzt werden und, wenn die Gefahr besteht, daß eine Erkrankung chronisch wird.

Anwendungsgebiete

Blutverdickung, Schwerhörigkeit, Neigung zu Übergewicht, Drüsenschwellungen, Husten und Verschleimung, Couperose (Äderchen im Gesicht), Hautgrieß, Besenreiser.

Anmerkungen

Alkohol und Elektro-Smog verbrauchen sehr viel Kalium chloratum.

Nr. 5 Kalium phosphoricum, D 6

Aufgaben

Es ist das Mittel der Wahl bei allen Erschöpfungszuständen (seelische und körperliche) und baut in Verbindung mit Natrium chloratum neues Gewebe auf. Es ist das Antiseptikum unter den Mineralstoffen nach Schüßler, weil es belastende Stoffe unschädlich machen kann. Kalium phosphoricum kommt in allen Gehirn- und Nervenzellen, im Blut und in den Muskeln vor und ist ein unentbehrlicher Energieträger. Er bindet im Körper das Lecithin.

Anwendungsgebiete

Müdigkeit, Muskelschwund, Lähmungserscheinungen, schlechte Nerven, Mundgeruch (der nicht durch Zähneputzen verschwindet), Zahnfleischbluten, Zahnfleischschwund, ständiges Hungergefühl (auch unmittelbar nach dem Essen), hohes Fieber (über 38,8 °C). Weiterhin die Platzangst (Agoraphobie), die Angst vor dem großen freien Platz. Der Betroffene hat nicht den Mut, allein quer über diesen freien Platz zu gehen. Was die Menschen meistens unter Platzangst verstehen ist die Klaustrophobie, die Angst vor engen Räumen, welche aber mit einem Mangel an Kalium sulfuricum verbunden ist.

Anmerkungen

Vor, bei oder nach besonderen Anstrengungen sollte Kalium phosphoricum zur Auffüllung der Speicher ausgiebig eingenommen werden.

Nr. 6 Kalium sulfuricum, D 6

Aufgaben

Dieser Mineralstoff ist – neben Nr. 3 – ein unentbehrlicher Sauerstoffüberträger und sorgt dadurch für eine regelmäßige Zellerneuerung. Durch Ferrum phosphoricum wird der Sauerstoff bis zur Zelle gebracht; Kalium sulfuricum sorgt dann dafür, daß er durch die Zellwand in das Zellinnere gelangen kann. Es wird überall dort eingesetzt, wo der Stoffwechsel behindert oder träge geworden ist, besonders bei chronischen Krankheiten, die sich bis in die Zellen hinein festgesetzt haben, aber auch bei Gesundheitsstörungen oder Krankheiten, die nicht so recht heraus wollen. An der Oberfläche der Haut wird Kalium sulfuricum zur Pigmentierung (Bräunung) benötigt. Es bildet mit Calcium fluoratum die oberste Schicht der Haut.

Eine besondere Bedeutung hat dieser Mineralstoff dadurch, daß er der Betriebsstoff für die Bauchspeicheldrüse ist. Er kann deshalb im ersten Stadium der Zuckerkrankheit, wenn die Bauchspeicheldrüse wegen Überbeanspruchung nicht mehr ausreichend Insulin herstellt, eingesetzt werden.

Anwendungsgebiete
Völlegefühl, Lufthunger, Klaustrophobie (Angst vor engen Räumen), Hautschuppen, Hautkrankheiten, Pigmentflecken, Empfindlichkeit gegenüber Feuchtigkeit.

Nr. 7 Magnesium phosphoricum, D 6

Aufgaben
Dieser Mineralstoff ist für den Aufbau der Knochen mitverantwortlich. Magnesium phosphoricum steuert das vegetative Nervensystem und hat daher Einfluß auf die Tätigkeit von Herz, Nerven, Kreislauf, Drüsen, Verdauungsorgane und Stoffwechsel. Er beeinflußt alle Tätigkeiten des Organismus, die nicht willentlich zu steuern sind. Über die Drüsen hilft Magnesium phosphoricum, den Erregungszustand zu steuern, wodurch auch der Grundumsatz beeinflußt wird. Bei allen plötzlich auftretenden, einschießenden, bohrenden und krampfartigen Schmerzen ist Nr. 7 angezeigt. Magnesium phosphoricum wirkt besonders gut als „heiße Sieben" (s. S. 57).

Anwendungsgebiete
Lampenfieber, Schokoladenhunger, als Krampflöser bei unwillkürlichen Verkrampfungen (Bauchschneiden, Koliken, Menstruationskrämpfe, bei Angina pectoris zur Unterstützung der ärztlichen Behandlung, Migräne im Anfangsstadium), blitzartige Schmerzen, Knödelgefühl im Hals, Schlafstörungen (Magnesium phosphoricum ist ein gutes Schlaf- und Weckmittel), Blähungen.

Anmerkungen

Starke elektromagnetische Belastungen (Elektro-Smog) verbrauchen sehr viel von diesem Mineralstoff.

Nr. 8 Natrium chloratum, D 6

Aufgaben

Es mag verblüffen, daß ausgerechnet Kochsalz, das in Verruf geraten ist (weil wir alle zuviel davon nehmen, oft in versteckter Form), ein Heilmittel sein soll. Aber in potenzierter (stark verdünnter) Form wirkt eben vieles anders. Natrium chloratum vermehrt die Zahl der roten Blutkörperchen. Es bildet und bindet im Körper den Schleimstoff (Mucin) und ist damit am Aufbau aller Schleimhäute beteiligt. Es reguliert den Wärme- und Flüssigkeitshaushalt im Körper, bildet das Knorpelgewebe und die Gelenkschmiere und ist grundsätzlich für alle Körperteile zuständig, die nicht durchblutet werden, weil sie durch die flüssigkeitsanziehende Wirkung des Natrium chloratums in den Stoffwechselkreislauf eingebunden werden. Natrium chloratum ist der Mineralstoff, der im Körper die Gifte unschädlich macht! Zu beachten ist, daß vor allem für seelische Entgiftung (Fernsehen!) viel Nr. 8 verbraucht wird.

Anwendungsgebiete

Fließschnupfen (wässrig), Nasennebenhöhlenprobleme, Kälteempfindlichkeit, Empfindlichkeit gegen Luftzug, Bandscheibenschäden, Knorpelschäden, Brandverletzungen, Schuppen auf dem Kopf, kalte Hände und Füße, Blasen- und Nierenentzündung, Heißhunger auf salzige und stark gewürzte Speisen, Gelenkgeräusche (Knacken in den Gelenken), viel oder wenig Durst, scharfe brennende Absonderungen, tränende Augen, Schlundbrennen (wenn es die Speiseröhre „heraufbrennt"), Geruchs- und Geschmacksverlust, Bluthochdruck (nicht auf ärztliche Begleitung verzichten!).

Nr. 9 Natrium phosphoricum, D 6

Aufgaben

Dieses Salz verwandelt Harnsäure zu Harnstoff, wodurch sie von den Nieren ausgeschieden werden kann. Es reguliert außerdem den Fettstoffwechsel und ist für den Abbau von Zucker zuständig. Nr. 9 ist das Mittel für fast alle rheumatischen oder Übersäuerungserkrankungen. Die Folgen der Übersäuerung, die bei einem Mangel an Natrium phosphoricum auftritt, sind beispielsweise Immunschwäche, schlecht heilende Verletzungen, Eiterungen von Bagatellverletzungen, Heißhunger und Müdigkeit am späten Vormittag oder Nachmittag. Außerdem wird durch eine Übersäuerung die Filtrationsfähigkeit der Nieren beeinträchtigt und das Lymphsystem überfordert, wodurch es zu Lymphschwellungen kommt.

Anwendungsgebiete

Sodbrennen (brennt nur „unten" im Magen), saures Aufstoßen, Fettsucht, Rheuma, Talgprobleme, Mitesser, Akne, geschwollene Lymphknoten, fette oder trockene Haare oder Haut, chronische Mattigkeit, Müdigkeit, Heißhunger, Hunger nach Süßigkeiten und Mehlspeisen, sauer riechende Körperabsonderungen (Schweiß, Harn), Wundsein bei Säuglingen, Orangenhaut.

Nr. 10 Natrium sulfuricum, D 6

Aufgaben

Im Gegensatz zur Nr. 8 (Kochsalz), das die Körperzellen im richtigen Maß mit Wasser versorgt und Gifte ausscheidbar macht, transportiert Nr. 10 überflüssiges Wasser aus dem Körper. Bestimmte Schlacken müssen von der Leber umgebaut werden, damit sie ausgeschieden werden können, oder sie bleiben in Lösung (an Wassermoleküle gebunden), damit sie den Körper nicht belasten. Natrium sulfuricum ist für den Umbau dieser Schlacken notwendig. Dabei wird Wasser frei. Damit ist es das Mittel zur Entschlackung des Körpers und für die Ausscheidung von Giften und somit auch ein wichtiges Unterstützungsmittel für Leber und Galle. Es reguliert außerdem den Zuckerhaushalt. Bei einem Mangel kommt es zu Verschlackungen im gesamten Bindegwebe, unter anderem zu geschwollenen Füßen, Unterschenkeln und Händen.

Anwendungsgebiete

Blähungen, Durchfall, beginnende Grippe, verquollene Augen, geschwollene Tränensäcke, Kater, Reißen und Ziehen in den Gelenken, hohe Blutzuckerwerte (nicht ohne ärztliche Begleitung!), geschwollene oder offene Beine, Regulation der Fließfähigkeit des Blutes, Druck im Ohr, Juckreiz, Fieberbläschen und Herpes (Salbe, Gel oder Cremegel).

Nr. 11 Silicea, D 12

Aufgaben

In sämtlichen Zellen des menschlichen Körpers finden sich hohe Anteile an Kieselsäure. Sie ist hauptverantwortlich für die Festigkeit des Bindegewebes, vor allem von Haut, Haaren und Nägeln. Dadurch läßt sich die Regeneration nach einem Knochenbruch durch die Versorgung mit Silicea erhöhen. Es kann grundsätzlich zur Vorbeugung des Reißens oder Brechens von Bindegewebe, etwa in der Schwangerschaft oder bei Neigung zu Leisten- oder Nabelbrüchen, angewendet werden. Silicea ist außerdem für die Bindehaut des Auges wichtig. Ein Mangel kann zu extremer Lichtempfindlichkeit führen. Die Haut ist eines der wichtigsten Ausscheidungsorgane des Körpers. Bei einem Siliceamangel findet die Ausscheidung von Abfallstoffen durch verstärkten Schweiß statt. Silicea reguliert die Leitfähigkeit der Nervenbahnen.

Anwendungsgebiete

Bindegewebsschwäche, Licht- und Geräuschempfindlichkeit, Lidzuckungen, Haare mit gespaltenen Spitzen, sich in Schichten auflösende Nägel, Ischiasschmerzen, unangenehmer Fußgeruch, abgekapselte Eiterungen (in Verbindung mit Natrium phosphoricum), Schwangerschaftsstreifen, Leistenbruch

Anmerkungen

Das Schwitzen sollte nicht unterbunden werden, da sich sonst Nierensteine bilden können (Dr. Grüger).

Nr. 12 Calcium sulfuricum, D 6

Aufgaben

Dieser Mineralstoff, der hauptsächlich in Leber, Galle und in den Muskeln vorkommt, wirkt schleimlösend und ausscheidungsfördernd. Er ist der Betriebsstoff für die Bindegewebsröhren und bei Stauungen angezeigt.

Anwendungsgebiete

Stockschnupfen, eitrige Mandel- und Halsentzündung, chronische Bronchitis, eitrige Mittelohrentzündung, Zahnfleischentzündung, Abszeß, eiternde Fisteln, Rheuma, Gicht, offene und chronische Eiterherde.

12 Erweiterungsmittel

Die Nummern 13 bis 24 erweitern die Heilweise nach Schüßler um jene Mineralstoffe, die er aufgrund der damals noch nicht so weit fortgeschrittenen Analysemethoden selbst nicht feststellen konnte.

Nr.	Name	Potenzierung	Hauptanwendungsgebiet
Nr. 13	Kalium arsenicosum, Kaliumarsenit	D12	Haut, Schwächezustände, Abmagerung
Nr. 14	Kalium bromatum, Kaliumbromid	D 12	Haut, Nervensystem, Beruhigungsmittel
Nr. 15	Kalium jodatum, Kaliumjodid, Jodkalium	D12	Schilddrüse
Nr. 16	Lithium chloratum, Lithiumchlorid, Chlorlithium	D12	gichtisch rheumatische Erkrankungen, schwere nervliche Belastungen
Nr. 17	Manganum sulfuricum, Mangansulfat	D12	fördert die Aufnahme von Eisen im Körper
Nr. 18	Calcium sulfuratum, Kalziumsulfid	D12	Erschöpfungszustände mit Gewichtsverlust
Nr. 19	Cuprum arsenicosum, Kupferarsenit	D12	kolikartige Schmerzen, Nierenleiden
Nr. 20	Kalium-Aluminium sulfuricum, Kalium-Aluminiumsulfat, Alaun	D12	Blähungskoliken, belastetes Nervensystem
Nr. 21	Zincum chloratum, Zinkchlorid	D12	belasteter Stoffwechsel, Menstruationsbeschwerden, Nervenkrankheiten
Nr. 22	Calcium carbonicum, Kalziumkarbonat	D12	Erschöpfungszustände, frühzeitiges Altern
Nr. 23	Natrium bicarbonicum, Natriumbikarbonat, Natron	D12	Säureüberladung, Schlackenausscheidung
Nr. 24	Arsenum jodatum, Arsentrijodid	D12	Haut: nässende Ekzeme, jugendliche Akne, Lungenerkrankungen

Zwei der Erweiterungsmittel haben besondere Bedeutung erlangt und werden hier gesondert angeführt:

Nr. 15 Kalium jodatum

Aufgaben

Es beeinflußt die Blutzusammensetzung, senkt erhöhten Blutdruck, dient der Anregung der Herz- und Hirntätigkeit, fördert den Appetit und die Verdauung. Es ist das Schilddrüsenmittel.

Anwendungsgebiete

Chronisches, auch krampfhaftes Räuspern (Gefühl, als ob etwas im Halse stecken würde), Druck am Hals bis zu Würgegefühlen, Neigung zu niedergedrückter, weinerlicher, fast depressiver Stimmung, Kropf, Herzrasen, Schweißausbrüche, Schwindelgefühle, leichte Erregbarkeit, andauernde, gefühlsmäßige Überforderung.

Nr. 22 Calcium carbonicum

Anwendungsgebiete

Schwere Erschöpfungszustände, andauernde willentliche Überforderung, Ausgepumptsein. Auch das Leben im Gebirge scheint diesen Mineralstoff im Körper besonders zu erschöpfen.

Einnahme der Mineralstoffe

Die Mineralstoffe werden aus den einzelnen Gefäßen herausgezählt, in einer Schale gut durchgemischt und den Tag über eingenommen. Am besten lassen Sie die Mineralstoffe einzeln im Mund zergehen. Sie können auch mehrere Pastillen gleichzeitig einnehmen, allerdings verringert das die Wirkung ein wenig. Je dringender der Körper die Mineralstoffe benötigt, um so schneller zergehen sie oder um so süßer schmecken sie. Es können auch beide Phänomene zugleich auftreten. Die Mineralstoffe können auch in Wasser aufgelöst und schluckweise getrunken werden. Dabei sollte jeder Schluck möglichst lange im Mund bleiben, da die Wirkstoffe über die Mund- und Rachenschleimhäute aufgenommen werden. Im Magen werden sie durch die Säure verändert.

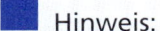 Hinweis:
Wo ein Menschen lebt (geographische Situation) hat einen großen Einfluß auf den Mineralstoffhaushalt und auf die Dosierung der Mineralstoffe.

Hinweis für Diabetiker

Zu den Broteinheiten (BE) gibt es verschiedene Angaben: 1 BE entsprechen 10 bis 12 Tabletten, nach anderen Quellen 30 Tabletten. Für Diabetiker ist es am besten, die Mineralstoffe aufzulösen, da im Wasser höchstens 6 % des in den Tabletten enthaltenen Milchzuckers gelöst werden. Zum Auflösen zunächst das Wasser in ein Glas gegeben, dann vorsichtig die Tabletten hineinleeren. Nicht umrühren! Trotzdem gelangt ein wenig Lactose in die Lösung, was aber nur in extremen Fällen von Bedeutung ist. Die Lösung schlückchenweise mit einem kleinen Löffel einnehmen.

Hinweis	Die Mineralstoffe können auch nach der Organuhr, dem Biorhythmus, den Mondphasen oder anderen Richtlinien eingenommen werden. Das ist aber nur in speziellen Fällen notwendig und verkompliziert die Einnahme unnötig.

Dosierung der Mineralstoffe

Es gibt grundsätzlich keine richtige Dosierung und auch keine richtige Einnahmeart. Jeder sollte im Laufe der Zeit die ihm entsprechende Dosierung wie auch die Einnahmeart selbst herausfinden. Die im Buch angegebenen Dosierungen sind Erfahrungswerte, die sich in hunderten von Fällen bewährt haben. Zu beachten ist folgendes:

- Besonders sensible Menschen und Kinder sollten mit ungefähr der Hälfte der angegebenen Menge beginnen und die Menge nur steigern, wenn der gewünschte Erfolg ausbleibt.
- Ältere und besonders belastete Menschen beginnen mit einer sehr geringen Anfangsdosierung (ein Drittel oder Viertel der angegebenen Menge) und steigern diese, bis die empfohlene Menge erreicht ist.
- Nach oben sind kaum Grenzen gesetzt. Wenn jemand mehr einnehmen möchte als angegeben, so sollte er das tun und die Dosierung nach eigenem Empfinden steigern.
- Nimmt jemand eine bestimmte Menge Mineralstoffe ein, kann es am Anfang zu einem starken Bedürfnis bis hin zur Sucht nach den Mineralstoffen kommen. Dann taucht die Frage auf, ob Mineralstoffe abhängig

machen können. Das ist natürlich nicht der Fall. Das starke Bedürfnis zu Beginn zeigt nur, wie groß der Mangel ist.

- Ist am Anfang ein Widerstand gegen die Einnahme vorhanden, sollte zunächst die Dosis reduziert werden.

Was tun bei Abneigung?

Werden die Mineralstoffe nach Schüßler am Anfang einmal nicht genommen, entsteht leicht das Gefühl, es fehle etwas. Bei der weiteren Einnahme ist es leicht möglich, daß sie vergessen werden oder sogar eine Ablehnung entsteht. Diesem Gefühl ist unbedingt nachzugeben. Die Einnahme darf nicht entsprechend der empfohlenen Menge „durchgezogen" werden. Die Abneigung zeigt nämlich, daß etwas nicht mehr stimmt. Sie kann durch verschiedene Faktoren hervorgerufen werden:

- Die Dosierung ist zu hoch und muß auf eine Menge reduziert werden, bei der die Abneigung verschwindet.
- Die Zusammenstellung stimmt nicht mehr. Eine erneute Antlitzanalyse oder andere Bedarfserstellung ist notwendig.
- Ist der Widerstand sehr groß, sollte eine Pause eingelegt werden.

Wir müssen alle wieder viel mehr auf den Organismus hören lernen. Für den eigenen Körper kann jeder nur selbst zuständig sein!

Zusammenwirken mit anderen Heilweisen

Die Mineralstoffe führen dem Organismus die fehlenden Betriebsstoffe zu. Deshalb können sie selbstverständlich neben anderen Medikamenten – auch homöopathischen oder Blütenessenzen nach Dr. Bach – genommen werden. Sie behindern die Behandlung in keinster Weise. Im Gegenteil, sie unterstützen und fördern sie sogar.
Es gibt eine Vielzahl von Schriften, in denen Widersprüchliches, ja oft Gegensätzliches formuliert wird. Lassen Sie sich davon nicht beirren.

Es können grundsätzlich alle Mineralstoffe miteinander gemischt und eingenommen werden.	*Hinweis*

Dosierung

● Akute Fälle: alle 3–5 Minuten eine Pastille im Mund zergehen lassen.
● Chronische Erkrankungen: 7–10 Pastillen am Tag einnehmen.
● Alle übrigen Fälle: alle 2 Stunden 1 Pastille lutschen.

Die Mineralstoffe nach Schüßler können schon Säuglingen verabreicht werden. Lösen Sie die Pastillen auf, und geben Sie dem Kind den Brei in den Mund oder in die Flasche. Bei der Verabreichung in der Flasche schwächt sich die Wirkung allerdings ab.

Reaktionen im Heilungsvorgang

Immer wieder kommt es vor, daß Menschen mehr oder weniger stark auf die Einnahme von Mineralstoffpastillen reagieren. Sie spüren eine kurzzeitige scheinbare Verschlechterung ihrer Beschwerden und beenden fälschlicherweise die Einnahme (s. S. 35 – Gesundheit hat ihren Preis)

Reaktionen können auch durch Veränderungen in der Umgebung, beispielsweise einen anderen Schlafplatz, die Montage eines Netzfreischaltgerätes oder die Entfernung von Spiegeln, oder auch durch das Lösen seelischer Blockaden auftreten.

Ursachen für Reaktionen

Zuerst zu der Ursache von Reaktionen: Der Körper hält unter allen Umständen und Belastungen das Leben aufrecht, solange ihm das möglich ist. Diese Belastungen verhindern aber eine volle Lebendigkeit. Es müssen Abstriche von den Lebensmöglichkeiten gemacht werden. Die Reduzierung (Verkürzung) des Lebens im Körper erfolgt nach einer unglaublichen Weisheit, der Weisheit des uns am und im Leben erhaltenden Geistes, der wir sind. Diese Ebene darf aber nicht mit dem Bewußtsein verwechselt werden.

Die Abstriche werden nach einer Rangordnung durchgeführt. Dabei werden zuerst die Bereiche nicht mehr optimal versorgt, die nicht unbedingt lebensnotwendig sind, wie die Haare, Nägel, Zähne oder Knochen, oder Schäden werden nicht mehr repariert. Da der Körper zu wenig Baustoffe oder zu wenig Energie hat, bleiben die Schäden bestehen. Warum hat aber der Körper die Mineralstoffe oder die Energie nicht mehr?

So, wie wir Krankheit verstehen, liegt dabei eine Störung im Organismus vor. Die Krankheit stört unseren gewohnten Lebenslauf und wird traditionellerweise mit Medikamenten verdrängt. So wird Schmerz sofort mit einem Schmerzmittel unterdrückt oder Fieber sofort durch die Gabe von Antibiotika verhindert. Durch diese Maßnahmen erfolgt eine schlagartige, scheinbare Heilung. Tatsächlich aber werden die Heilungsvorgänge im Körper unterdrückt und verhindert, ebenso wie die Ausscheidung aller Gift- und krankmachenden Stoffe. Und auch die wahren Ursachen werden nicht erkannt.

Am Anfang ist der Entgiftungsapparat des Körpers solchen Belastungen noch gewachsen. Sie kosten aber viel Kraft. Man denke nur an die noch wochenlange Erschöpfung nach der Einnahme von starken Medikamenten. Doch wenn der Entgiftungsapparat erschöpft ist, kann er die Medikamentenabfallstoffe nicht mehr ausscheiden.

Diese Stoffe müssen aber aus dem Blut, aus der Lymphe und aus der Gewebsflüssigkeit entfernt werden. Dann besteht die einzige Möglichkeit darin, sie Schicht für Schicht in den Köperzellen abzulagern. Die Giftstoffe lagern sich im Innern der Zelle nach und nach ab und verursachen eine Schädigung des Abwehrsystems. Wenn der Körper vollgepumpt ist mit Medikamenten, krankmachenden und belastenden Stoffen, treten Beschwerden wie Medikamentenallergie, Überempfindlichkeitsreaktionen auf Nahrungsmittel, Bewegungsunfähigkeit oder schließlich chronisches Siechtum auf.

Die zusätzliche Belastung eines schlechten Schlafplatzes vergrößert den Stau der belastenden Stoffe. Bei einem schlechten Schlafplatz stellt sich sehr schnell das Gefühl ein, immer müde zu sein. Egal, wie viel der Mensch schläft, er fühlt sich immer erschöpfter, denn der Organismus kann auf einem solchen Platz die notwendige Entgiftung und Entschlackung nicht durchführen.

Was jetzt geschieht, ist folgendes: Von innen drücken alle belastenden Stoffe nach außen und von außen drückt „alles" (Medizin, Lebenseinstellung, Streß, Pflicht, Angst vor der Krankheit, ...) dagegen.

Gesundheit hat ihren Preis

Wenn Menschen diesen Teufelskreis durchbrechen wollen, beginnen sie nach neuen Wegen für die Gesundung zu suchen. Sie suchen sich nun einen guten Schlafplatz, sie versuchen Energien zu gewinnen und stellen dem Körper in Form der Mineralstoffe nach Schüßler die Stoffe für die Entgiftung und die Baustoffe für die Wiederherstellung der Gesundheit zur Verfügung.

Das alles setzt im Körper Prozesse in Gang. Alle Stoffe, die entgiftet werden müssen, werden ausgeschieden, die schadhaften Stellen repariert. Für diese Vorgänge werden viele Mineralstoffe verbraucht, im besonderen Eisenphosphat (Nr. 3), was zu einer leicht erhöhten Temperatur führt, Natrium chloratum (Nr. 8), was Schnupfen hervorruft, und den Drüsenbetriebsstoff Kalium chloratum (Nr. 4), was einen schleimigen Husten zur Folge hat.

Die erste Stufe der Reaktionen betrifft die Körperflüssigkeiten (Arbeitsspeicher, kurzfristige Speicher). Anschließend geht es dem Betroffenen eine kurze Zeit ganz gut.

Im zweiten Schritt werden die in den Körperzellen zurück- beziehungsweise aufgestauten Stoffe in Bewegung versetzt. Alle Beschwerden und Belastungen – auch Verletzungen und Krankheiten – kommen wieder zum Vorschein. Es kann sogar der Eindruck entstehen, daß die Krankheit wieder da sei. Das ist natürlich nicht der Fall. Aber es treten alle die Gefühle, die die Krankheit damals begleiteten, wieder auf. Sie haben also wieder die Gefühle (Begleitumstände) wie zu der Zeit der Krankheit, aber die Umstände haben sich geändert. Die Giftstoffe können jetzt abgebaut werden.

Der Abbau dieser Schichten erfolgt im „Krebsgang": die jüngsten Schichten zuerst und dann immer ältere. Diese Vorgänge können ziemlich lange dauern. Zwischen den Reinigungsphasen tritt immer wieder eine Erholungspause ein.

Wichtig:
Gesundheit ist das Freisein von Giften und wird von einem Wohlgefühl begleitet, das sich im Körper ausbreitet. Wir sollten diesen Zustand anstreben.

Die Energie schiebt und läßt dann wieder locker. Das ist das Kennzeichen für eine Reaktion. Die Beschwerden sind nicht mehr so schlimm wie zur Zeit der Belastung selbst. Sie kommen und gehen ohne besondere Einflußnahme. Das kann mit den Problemen verglichen werden, die auftreten, wenn jemand mit dem Rauchen aufhört. Auch er hat mit vielen Problemen, auch gesundheitlichen, zu kämpfen, obwohl er etwas Gutes für seinen Körper tut.

Eine „biologische" Therapie versucht, die körpereigenen Abwehrsysteme anzuregen, zu stützen und aufzubauen. Sie bewirkt die Ausscheidung der

Belastungsstoffe, und damit wird der Körper frei von Giften und Schädigungen. Das bedeutet soviel wie Gesundheit, denn Gesundheit ist viel mehr als nur die Abwesenheit von Beschwerden. Die kann auch durch die übliche Unterdrückung derselben erreicht werden.

Äußere Anwendungen der Mineralstoffe

Bäder

Die Mineralstoffe werden im Badewasser aufgelöst, wobei von jeder Nummer 10 bis 20 Pastillen genommen werden. Für Hand- und Fußbäder werden insgesamt 15 bis 20 Pastillen in warmem Wasser aufgelöst. Die Mineralstoffe können entweder nach dem Anwendungsteil (s. S. 116f) oder aufgrund der Beschäftigung mit den einzelnen Mineralstoffen ausgesucht werden.

Die Mineralstoffe können sowohl für Ganzbäder als auch für Fuß-, Unterarm- oder Handbäder verwendet werden. Das Bad sollte nicht länger als 10 Minuten dauern. Wichtig ist, daß der Raum warm ist und beim Fußbad die Knie mit einer Decke gewärmt werden.

Während des Bades öffnet sich der Mensch für Entspannung und Lockerung. Deshalb sollte es in einer angenehmen Atmosphäre stattfinden, ohne Ablenkungen von außen. Vor allem sollte das Fernsehgerät ausgeschaltet bleiben, und auch vom Lesen ist abzuraten. Empfehlenswert ist das Hören entspannender Musik.

Bei einem Bad ist es möglich, sich ganz auf den eigenen Körper mit seinen vielen Signalen und Empfindungen einzulassen. Die Selbstwahrnehmung wird gefördert und die Gefahr der Schädigung des eigenen Lebens immer geringer.

Waschungen

Die benötigten Mineralstoffe werden in einer vorbereiteten Waschschüssel aufgelöst. Waschungen können angewendet werden für erkrankte Körperteile, den Kopf oder den ganzen Körper. Dies ist besonders zur Pflege der Haut bei bettlägerigen oder fiebernden Menschen und bei Gefahr des Wundliegens zu empfehlen.

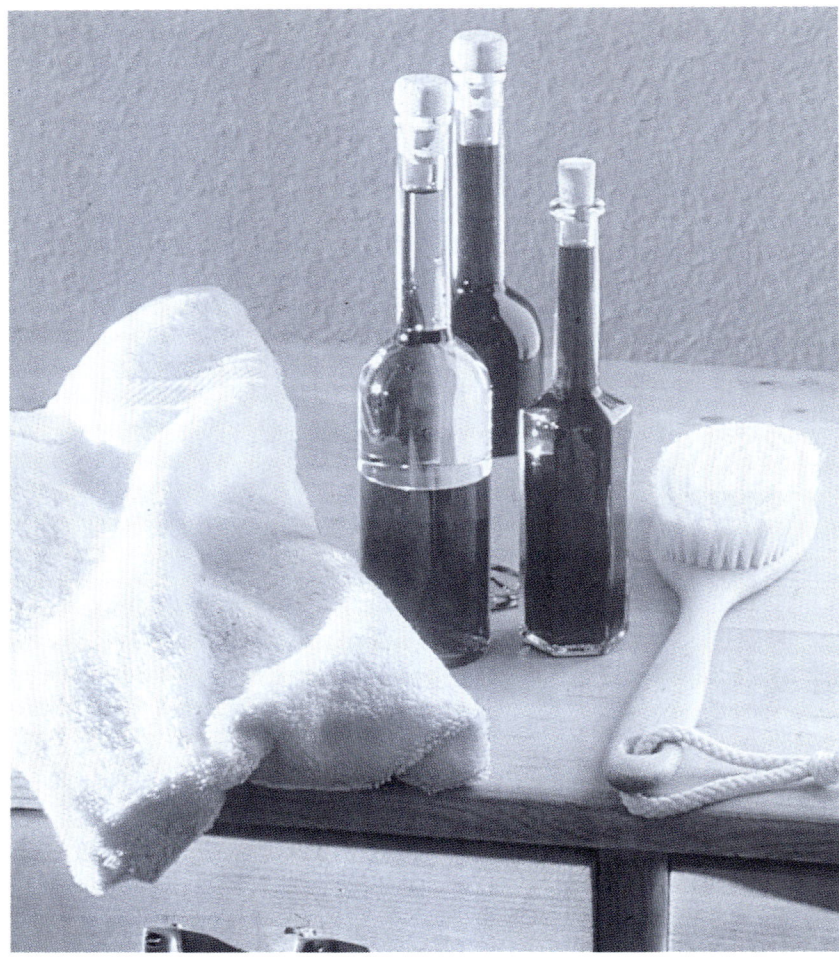

Auflagen

Werden die Mineralstoffe aufgelöst, lassen sie sich wunderbar über die Haut dem Körper zuführen. Dabei ist zu beachten, daß die Salben wesentlich weniger Wirkstoffe enthalten als die Pastillen. Deshalb ist in den Fällen, in denen ein großer Bedarf an Mineralstoffen besteht, das direkte Auflegen vorzuziehen.

Entweder werden Tupfer, Mullbinden oder Tücher (Wickel) mit wirkstoffhaltigem Wasser getränkt oder der Brei von aufgelösten Pastillen verwendet. Diese Form ist besonders bei frischen Verletzungen geeignet. Allerdings sollte bei großen Verletzungen auf jeden Fall ärztliche Hilfe gesucht werden.

Damit der Brei nicht zu schnell austrocknet und das Wasser als Transportmittel für die Mineralstoffmoleküle erhalten bleibt, bedecken Sie die mit dem Brei bestichene Partie mit einer Frischhaltefolie.

Hinweis

Salben, Gele und Cremegele

Salben

Alle Mineralstoffe gibt es in der Zubereitung als Salben, Gele oder Cremegele. Hier ist vor allem auf die verwendete Salbengrundlage zu achten. Organische Stoffe, wie Wollfettabkömmlinge, sind zu bevorzugen, obwohl sie nicht so schnell in die Haut einziehen und einen glänzenden Belag bilden. Der Behälter für die Salben sollte nicht aus Metall sein.

Die Salben werden mehrmals am Tag hauchdünn aufgetragen, auch einmassiert, oder als messerrückendicker Belag verstrichen. Dieser wird durch einen Verband abgedeckt und je nach Bedarf erneuert. Diese Form der Anwendung eignet sich besonders gut für die Nacht.

Die Auswahl der Salbe und die Art der Anwendung richtet sich nach dem zu behandelnden Problem. Bei Schmerzen ist beispielsweise oft nur das äußerst behutsame Auftragen eines hauchdünnen Salbenfilmes angebracht, der möglichst oft erneuert wird.

Auf eine gereinigte offene Wunde kann ohne weiteres eine Heilsalbe aufgetragen werden. Besser wäre es jedoch ein Gel zu verwenden, da dieses fettfrei ist.

Die Salbengrundlage

Die Verwendung von Paraffinöl für Zubereitungen, die in die Nase eingeführt werden, ist verboten, weil das Einatmen zu Gesundheitsschäden – vor allem in der Lunge – führen kann. Am besten wird eine paraffinölfreie Salbengrundlage verwendet.

Von der Salbengrundlage hängt die Aufnahme des Arzneimittels über die Haut in das Gewebe ab. Für die Mineralstoffe nach Schüßler sind Salben mit einem Wasseranteil zu bevorzugen.

Mit der Fettkomponente (Lipidkomponente) entsteht eine Wasser-in-Öl-Emulsionssalbe. Auch hier ist die Abgabe des Mineralstoffes gewährleistet, da beim Auftragen der Salbe auf die Haut die Emulsion den wasser- und mineralstoffhaltigen Anteil freigibt. Die Fettkomponente pflegt die Haut und ist besonders bei schuppender und rissiger Haut von Bedeutung. Für fettfreie und besonders tiefenwirksame Anwendungen sollte jedoch auf Gele zurückgegriffen werden.

Gele

Gele sind „wasserliebende" (hydrophile) Salbengrundlagen. Im Unterschied zur Salbe kann der Mineralstoff beim Gel besonders gut in das Hautgewebe eindringen, weil es zu einem hohen Prozentsatz Wasser enthält und fettfrei ist.

Gele sind besonders zu empfehlen, wenn sehr schnell geholfen werden soll, wenn eine gute Tiefenwirkung erforderlich ist (wie beispielsweise bei Gelenkbeschwerden), und wenn Fettkomponenten nicht erwünscht sind.

Cremegele

Bei längerer Verwendung für chronische Beschwerden (z.B. Krampfadern) kann es wünschenswert sein, eine rückfettende Komponente einzuarbeiten. Dabei bleibt die intensive Tiefenwirkung des Gels erhalten.

Kombinationen mineralstoffhaltiger Salben, Gele oder Cremegele

Üblicherweise werden diese Mittel einzeln angewendet. Oft kann jedoch das Problem nicht mit einem einzigen Mittel behandelt werden. Der Vorteil der äußeren Anwendung liegt darin, daß die Wirkstoffe ohne Umwege direkt an den Behandlungsort kommen. Bei der Einnahme dauert das häufig länger. Es gibt auch Menschen, die über die Haut aufnahmefähiger sind als über die Mund- und Rachenschleimhaut, weil diese durch die vielen Überreizungen in ihrer Aufnahmefähigkeit möglicherweise stark beeinträchtigt ist.

Die Salben, Gele oder Cremegele haben den Vorteil, daß sie völlig geruchsfrei sind und die Haut nicht reizen. Sie sind gut verträglich. Auch sehr empfindliche Haut kann damit gepflegt werden.

Im Laufe der Zeit haben sich bestimmte Kombinationen als sehr wirkungsvoll erwiesen und jeder Anwender kann sie für sich selbst mischen. Es gibt keine Begrenzung für die Anzahl der Nummern, die wir empfehlen, allerdings sollten sie sich nach den tatsächlichen Bedürfnissen des Organismus richten. Bei besonders schwierigen Problemen empfiehlt es sich, die einzelnen Nummern der Kombination einzeln auf ihre Verträglichkeit auszuprobieren.

Die einzelnen Salben, Gele oder Cremegele, die Sie für Ihre gewünschte Kombination benötigen, werden nach den angegebenen Nummern in der Tabelle zu gleichen Teilen gemischt. Manchmal überwiegt der Bedarf an einem bestimmten Mineralstoff, der dann in doppelter oder mehrfacher Menge als die übrigen dazu gemischt wird. Zum Mischen sollten keine metallischen Gegenstände verwendet werden.

Bewährte Kombinationen als Salben – Gel – Cremegel (Auswahl)

Anwendungsbereich	Nr. des Mineralstoffs
Abszeß	3+4+9+12
Akne, Mitesser	3+4+9
Bindegewebe	1+11
Blähungen bei Säuglingen	2+6+7+10
Bluterguß	10+11+wenig 4
Ekzem, Hautausschlag, Fußpilz	3+5+6+8+10
bei Juckreiz zusätzlich	7
Entzündungen	3
Erfrierungen	5+9+viel von 10+11
Fieberblasen, Herpes	8+viel von 10+11
Gelenke, Rücken	1+2+8+9+11
Hautallergie, Juckreiz	6+10
Hautgrieß	4
Hautpflege	1+4+6+8+9+11

Anwendungsbereich	Nr. des Mineralstoffs
Hautpflege bei trockener rissiger Haut (Schmerzen) zusätzlich	+3
Heilung (Wunden)	1+3+5+8+11
Husten	2+4+7
Juckreiz	6+7+10
Knorpelgewebe	8
Insektenstiche	2+8
Krampfadern, Besenreiser	1+4+9+11
bei geschwollenen Beinen zusätzlich	+10
Muttermal	5+6+8+10
Nerven, taube Stellen, Kribbeln	5+7+8+9+11
Nervenentzündung	3+5+7+11
Narben, Hühneraugen, Verhärtungen	1+8+wenig 5
Prellung, Bänderzerrung	1+3+5+8+11
Polyarthritis, chronische Gelenkentzündung	3+8+9+10+11+12
Rheuma, Gicht	8+9+10+11+12
Schrunden (Risse), Hornhaut, Überbeine	1+wenig 3
Sehnenscheidenentzündung	2+3+8+9
Sonnenbrand	3+6+8
Sonnenallergie	10
Stärkung der Haut vor der Sonneneinstrahlung*	3+6+8+10
Verbrennungen**	3+8
Warzen	4+10
Zellulitis, Orangenhaut	1+8+9+10+11+12

* Die Verwendung eines Gels ist empfehlenswert!

** Bei frischen Verbrennungen ist es empfehlenswert, einen Brei aus je 20 Mineralstoffpastillen zu machen und aufzulegen.

Körperpflege

In letzter Zeit wurden in der Adler-Apotheke außer den Gelen und Cremegelen weitere Anwendungsmöglichkeiten der Mineralstoffe nach Schüßler entwickelt. Dadurch wird die Biochemie nach Schüßler dem heutigen

Lebensstil der Menschen angeglichen. Bei diesen Produkten handelt es sich um:

- eine regenerierende Körperpflegecreme ohne Duftstoffe, die das Hautbild verfeinert und eine stützende Wirkung auf das Bindegewebe hat,
- eine Body Lotion für eine feuchtigkeitsintensive Körperpflege
- eine Gesichtscreme ohne Duftstoffe für alle Hauttypen, die feuchtigkeitsspendend und straffend wirkt,
- ein Mineralstoffduschgel für Körper und Haare. Anstatt Konservierungsstoffen wird die desinfizierende Wirkung des ätherischen Orangenöls genützt,
- ein Mineralstoffmassageöl mit regenerierender (R) oder gelenkaufbauender, schmerzlindernder Wirkung (G),
- eine Mineralstoff-Zahnpasta nach Schüßler ist in Vorbereitung.

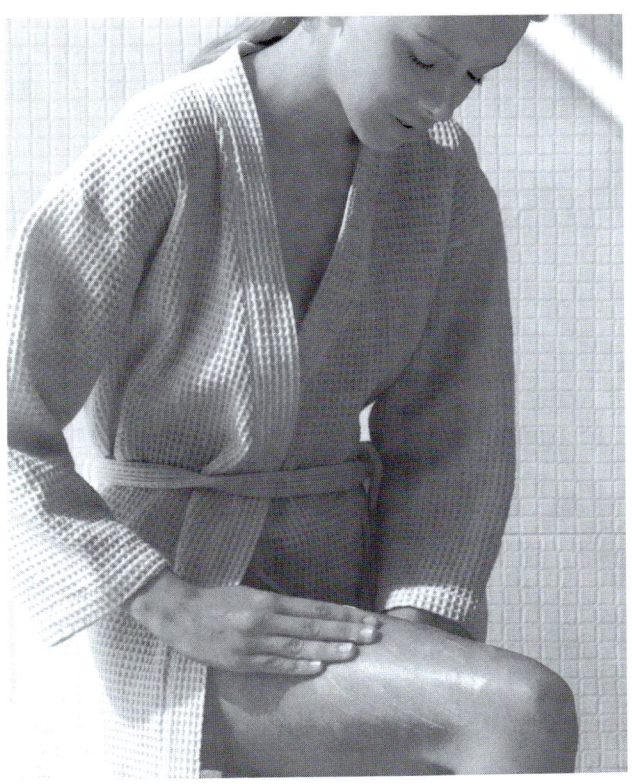

Die Bedeutung der Jahreszeiten im Leben des Menschen

Die vier Jahreszeiten hatten auf den Menschen schon von jeher einen großen Einfluß. Das läßt sich an der Mythologie, deren Auswirkungen und Ausläufer bis in die heutige Zeit reichen, besonders gut erkennen.

Damals

In früheren Zeiten war der Winter mit seiner Kälte, den fehlenden Nahrungsmitteln und der Dunkelheit eine außerordentlich belastende Zeit für die Menschen und als bedrückende Zeit mit Wesen besetzt, die nichts Gutes verhießen. Diese Wesen wurden durch Masken verkörpert, die Fratzen darstellten. Im Gebirge sind sie als „Schiachperchten" bekannt. Sie vertrieben im Spätherbst oder zu Beginn des Winters die „Schönperchten", die guten Wesen, in einem erbitterten Kampf. Im Frühling allerdings fand der Kampf mit umgekehrten Vorzeichen statt und die guten Frühlings- beziehungsweise Sommergeister besiegten die alles Leben niederdrückenden Wintergeister.

Die an der Natur orientierten Feste wurden von den Religionen unter anderen Vorzeichen übernommen. So wird heute beim Wechsel vom Herbst zum Winter das Fest des Heiligen Nikolaus gefeiert, zum Zeitpunkt der Wintersonnenwende das Weihnachtsfest und im Frühling das Osterfest als Zeichen des wiedererstehenden Lebens.

Heute

Die Menschen haben das Bedrückende des Winters als Herausforderung angenommen und überwunden. Der Einfluß der Jahreszeiten ist, wenn sie im Rhythmus gelebt werden, eine Abwechslung im Leben. Das Eintauchen in die sich immer wandelnde Natur ist eine große Bereicherung und fordert vor allem die Lebendigkeit des Menschen heraus.

Durch moderne Beleuchtung können die „langen" Winterabende gemütlich gestaltet werden. Bei der Bekleidung können dank der rasanten Entwicklung auch im Winter leichte Stoffe getragen werden, ohne daß ein Wärmeverlust eintritt. In die Zeit der kalten Wintermonate fallen auch Opern- und Konzertbesuche und die vielen Veranstaltungen des Faschings, ausgelassene Vergnügungen, mit denen ursprünglich die Freude über das wiedererstehende Leben ausgedrückt wurde.

Heute stehen dem Menschen zu jeder Zeit des Jahres alle Lebensmittel zur Verfügung. Dadurch ging der Rhythmus in der Ernährung für manche Menschen verloren. Wer sich allerdings auf ihn besinnt, wird sich nach dem Körper und den Erfordernissen der Jahreszeiten richten.

Für die Kinder ist am bedeutendsten, daß sich auch der Schulbesuch nach den Jahreszeiten richtet. So fallen die großen Ferien in den Sommer mit seinen vielen Möglichkeiten zum Spielen und Entdecken.

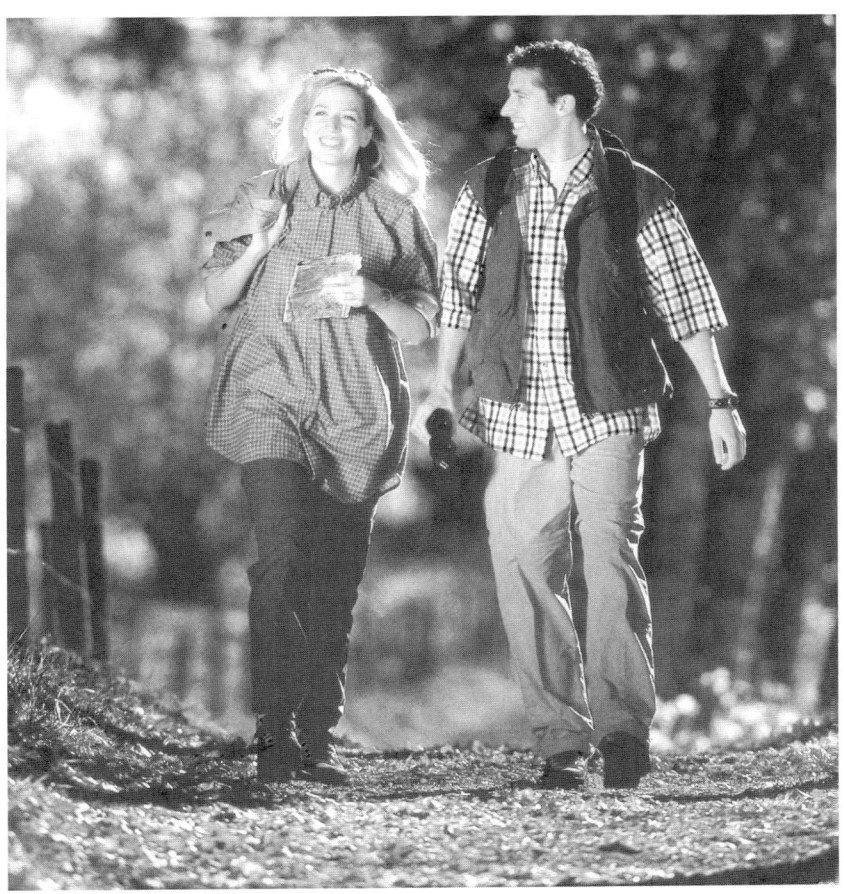

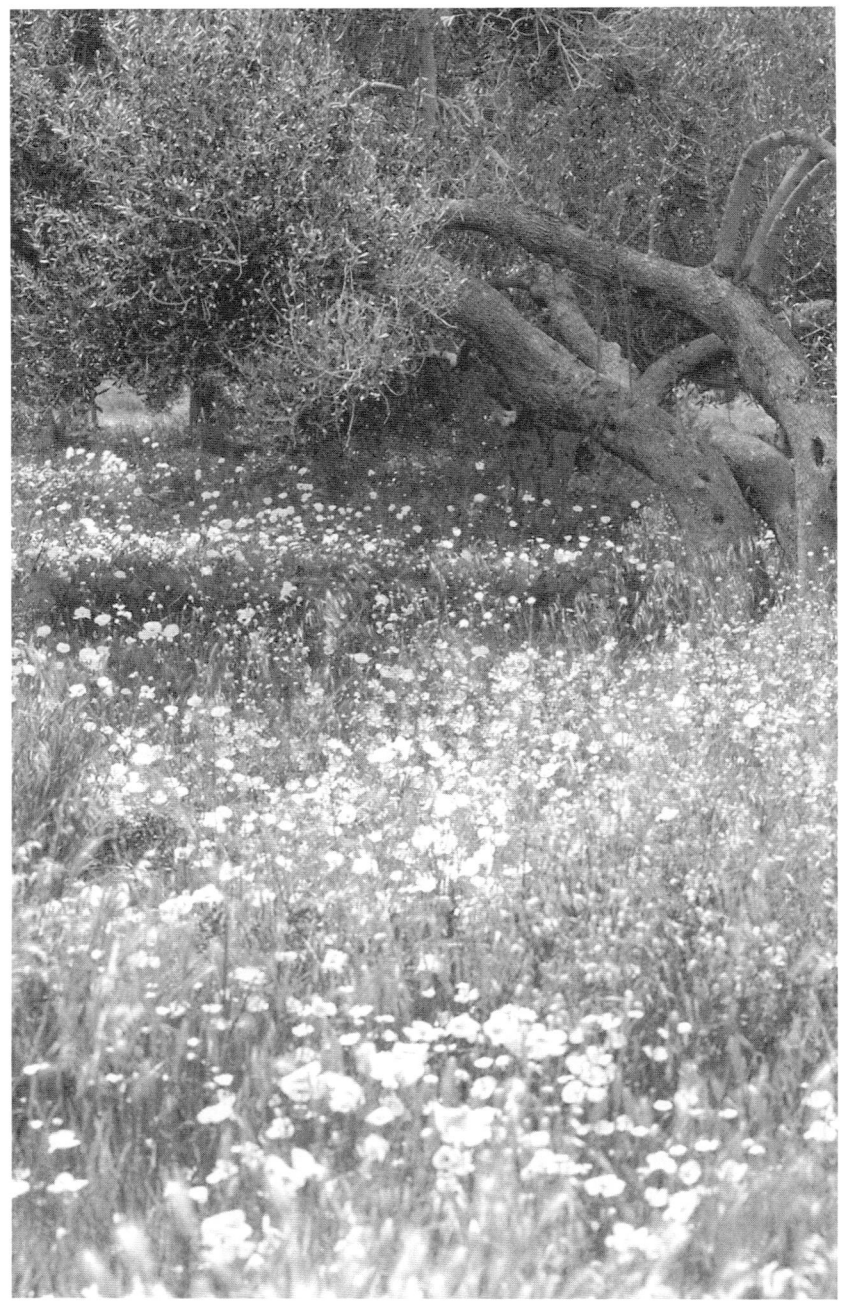

Frühjahr

Farbe: grün
Symbol: Geburt

Neues entsteht – die Natur erwacht. Das Keimen beginnt schon unter der Schneedecke, zunächst unsichtbar. Das ist auch bei den Menschen so. Manches reift im Verborgenen heran, bis es dann später im Leben als Handlung sichtbar wird.

Das Frühjahr kann in zwei Perioden eingeteilt werden. Die erste ist dadurch gekennzeichnet, daß der Schnee zwar schon geschmolzen ist, aber das Grün und die Farben des Frühlings noch nicht erschienen sind. Diese Zeit ist eher etwas belastend, weil der Mensch sehr stark von der Anwesenheit von Farben in seiner Umgebung abhängig ist (s. auch „Herbst" S. 83).

Im zweiten Abschnitt beginnt es zu keimen und zu sprießen, zu blühen und zu erwachen. Die Farbenpracht des Frühlings erscheint, am Anfang noch zaghaft, dann aber in der vollen Blüte.

Ein spezielles Thema des Frühjahrs ist die sogenannte „Frühjahrsmüdigkeit". Bei manchen Menschen heißt es manchmal scherzhaft: „Der Winterschlaf geht übergangslos in die Frühjahrsmüdigkeit über." Hinter diesen beiden Erscheinungen steckt jedoch ein Vorgang, der unbedingt beachtet werden sollte, nämlich die Verschlackung. Schlacken sind die Reststoffe, die bei der Verbrennung für die Produktion der Körperwärme entstehen. Belastungsstoffe entstehen nicht nur durch die normalen Körperfunktionen, sondern sie werden dem Körper auch von außen zugeführt. Und letztere sind nicht wenige!

Hauptsächlich werden durch die allgegenwärtigen giftigen Chemikalien in Luft, Wasser und Nahrung das Immun- und das Nervensystem geschädigt und der Hormonhaushalt gestört. Jeder vierte Deutsche hat bereits ein angegriffenes Immunsystem und leidet unter Allergien. Die wachsende Zahl von Erkrankungen ist ein Ausdruck einer stetig steigenden Ansammlung von Schadstoffen im Körper.

Da aber im Winter nur sehr wenig Schlacken- und Belastungsstoffe ausgeschieden werden, sollte am Beginn des Frühjahrs ein Großreinemachen auf dem Programm stehen. Dieses kann durch entsprechende Umstellungen in der Ernährung erfolgen. Leider geschieht es aber oft unfreiwillig, wenn der Organismus beispielsweise durch einen grippalen Infekt Maßnahmen erzwingt. Durch die vorsorgliche Einnahme von Mineralstoffen nach Schüßler können Fastenkuren oft aber überflüssig gemacht werden. In dieser Jahreszeit nehmen auch die Belastungen durch Ekzeme und Hautkrankheiten zu.

Das Wiedererwachen der Lebenskräfte in der Natur beansprucht sensible und schwache Menschen im Frühjahr am meisten. Die Natur, die im Winter sozusagen „geschlafen" hat, erwacht im Frühjahr zu neuer Kraft. Der Motor springt an. Das macht manchen Menschen zu schaffen. Diesen Problemen kann ebenfalls durch die gezielte Einnahme der Mineralstoffe nach Schüßler vorgebeugt werden. Der Körper wird gekräftigt, und einem „Gesundheitstief" der Boden entzogen. Der Organismus kann die neu erwachenden Lebensprozesse für sich selbst nutzen. Der Frühjahrsputz kann beginnen.

März

Der Winterspeck

Schon jetzt beginnt die Vorbereitung auf die Bikini-Zeit. Meistens fehlt im Winter Bewegung, und das Essen ist viel zu üppig. So nehmen die „Jahresringe" zu. Allerdings darf nicht übersehen werden, dass der Organismus im Winter hauptsächlich auf die Erhaltung der Körpertemperatur eingestellt ist. Dies ist heute bei den üblicherweise gut geheizten Wohnungen gar nicht mehr so notwendig. Aber die Natur kann nicht innerhalb weniger Jahrzehnte ändern, was vorher über Jahrtausende notwendig war.

Durch die Notwendigkeit zur Wärmeproduktion ist der Organismus auch viel weniger auf die Ausscheidung von belastenden Stoffen eingestellt. Diese werden in neuem Gewebe abgelagert, Fettpölsterchen entstehen, die am Ende des Winters dann wieder verschwinden sollen.

Fastenkuren

Zu besonderer Vorsicht ist bei Fastenkuren zu raten. Vielfach wird mit großer Naivität an solche Unternehmungen herangegangen, und unter Umständen erleidet der Körper schwere Schäden. Auf jeden Fall sollte eine

Fastenkur von einem gut ausgebildeten Fastentrainer oder Arzt begleitet werden.

Ohne eine entsprechende Vorbereitung durch Mineralstoffe sollte keine Fastenkur durchgeführt werden. Sie verbraucht extrem viele Mineralstoffe. Ein Zeichen dafür ist der weiße Belag der Zunge, der sich bald einstellt. Manche beschreiben diesen Vorgang als einen Erfolg der Kur. In Wirklichkeit handelt es sich um einen großen Mangel an Nr. 4 Kalium chloratum. Mundgeruch bedeutet einen Mangel an Nr. 5 Kalium phosphoricum. Tritt nach der Fastenkur Schokoladenhunger auf, weist das auf einen hohen Verbrauch an Nr. 7 Magnesium phosphoricum hin.

Bei Fastenkuren ist eine gute Darmreinigung notwendig, für die Einläufe allein nicht ausreichen. Beim Fasten kommt es zur Inversion, einer Umkehrung der Darmfunktion. Der Organismus scheidet über den Darm Giftstoffe aus. Diese Giftstoffe können nur durch die Verwendung von Glauber- oder Bittersalz tatsächlich gründlich ausgeschieden werden. Besonders wichtig ist eine ausreichende Flüssigkeitszufuhr.

Entschlackungskuren

Wer ohne eine spezielle Kur, ausschließlich unter Zuhilfenahme der Mineralstoffe nach Schüßler seinen Körper entschlacken will, kann folgende Mineralstoffmischung täglich über einige Wochen einnehmen:
Mit Hilfe der Hayschen Trennkost steht jedem eine einfache Möglichkeit zur Verfügung, sein Gewicht auf ein zufrieden stellendes Maß zu reduzieren. Allerdings sollte auf die Begleitung durch die Mineralstoffe nach Schüßler nicht verzichtet werden.

Gewichtsreduktion

Für die Ablagerung von Schlackenstoffen, Abfallprodukten und Stoffen, die der Körper nicht umbauen kann, ist das Fettgewebe hervorragend geeignet. So gesehen kann eine Zunahme des Fettgewebes in der Überlastung mit solchen Stoffen liegen. Dies kann beispielsweise bei der Einnahme von starken Medikamenten, wie Psychopharmaka, Kortison oder Hormonpräparaten beobachtet werden. Die Menschen nehmen in kurzer Zeit viel an Gewicht zu.

Wird durch eine Fastenkur versucht, Pfunde zu verlieren, muß Gewebe abgebaut werden. Dabei werden auch die darin enthaltenen Schlacken- und Belastungsstoffe frei. Solange nichts gegessen und die Darmreinigung kon-

Die angegebene Mineralstoffkombination eignet sich als Entschlackungskur sowie als Begleitung bei einer Gewichtsreduktion:

Mineralstoff	Wirkung	Stückzahl
Ferrum phosphoricum – Nr. 3	unterstützt alle Vorgänge, die einen verstärkten Transport im Körper verlangen	7
Kalium chloratum – Nr. 4	bindet alle chemischen Gifte, vor allem abgelagerte Substanzen von Medikamenten	10
Kalium phosphoricum – Nr. 5	wirkt antiseptisch, bindet alle starken, im Körper abgelagerten Giftstoffe und fördert die Regeneration des Körpers	10
Kalium sulfuricum – Nr. 6	räumt alle alten Ablagerungen aus den Zellen	10–20
Natrium chloratum – Nr. 8	bindet weitere Giftstoffe im Körper sowie metallische Ablagerungen (z.B. durch Amalgamfüllungen)	10
Natrium phosphoricum – Nr. 9	baut die belastende Harnsäure in Harnstoff um, so daß sie ausgeschieden werden kann	10
Natrium sulfuricum – Nr. 10	unterstützt die Leber beim Umbau der Schlacken, so daß sie über den Dickdarm ausgeschieden werden können	20–30
Silicea – Nr. 11	löst in Kristallen abgelagerte Harnsäure, die dann ausgeschieden werden kann	7

sequent durchgeführt wird, kann die anfallende Überflutung des Körpers mit diesen Stoffen einigermaßen bewältigt werden.

Eine Unterstützung des Organismus mit den entsprechenden Schüßlermineralien, besonders mit Nr. 10 Natrium sulfuricum, ist von großer Bedeutung. Sonst verbleiben viele belastende Stoffe im Körper und werden bei beginnender Nahrungsaufnahme wieder in das Gewebe eingelagert. Dann kann es passieren, daß der mit Mühe erkämpfte Gewichtsverlust in kürzester Zeit nicht nur wieder ausgeglichen ist, sondern daß das Gewicht höher wird, als es vor der Kur war.

April

Schnupfen

Schnupfen entsteht durch einen Mangel an Natrium chloratum in den Zellen. Dieser Mineralstoff bindet im Körper unter anderem den Schleimstoff, das Mucin; er ist also für den Aufbau der Schleimhäute zuständig. Bei einem Mangel wird der Schleimstoff von den Schleimhäuten abgebaut beziehungsweise regelrecht abgestoßen. Wird der Mangel ausgeglichen, verschwindet auch der Schnupfen.

Schnupfen mit glasklarem Nasenschleim verlangt nach Nr. 8 Natrium chloratum. Eine gute Wirkung im akuten Stadium wird erst ab der Einnahme von 1 Tablette alle 10 Minuten zu erreichen sein. Allerdings kann es unter Umständen 1 bis 2 Tage dauern, bis eine spürbare Wirkung eintritt. Dann benötigt der Organismus diesen Mineralstoff zunächst noch für wichtigere Körperfunktionen, ehe er zur Beruhigung der Nasenschleimhaut eingesetzt wird.

Werden die Mineralstoffe schon bei den ersten Anzeichen eines Schnupfens genommen, tritt die Wirkung sehr bald ein und eine viertel- bis halbstündige Einnahme genügt. Diese Dosierung gilt auch für abklingenden Schnupfen.

Verkühlung

Wird der Schnupfen von leicht erhöhter Temperatur und einem Husten begleitet, ist die Gefährdung der Gesundheit schon weiter vorangeschritten. Dann sind die Mineralstoffspeicher von zwei weiteren Betriebsstoffen stark reduziert. Für die leicht erhöhte Temperatur wird es notwendig sein, jede halbe Stunde 1 Tablette Nr. 3 Ferrum phosphoricum zu nehmen und für den Husten in der gleichen Dosierung 1 Tablette Nr. 4 Kalium chloratum.

Bei der Behandlung des Hustens sollte der Einsatz der Hustensalbe nicht vergessen werden (s. S. 42). Sie lindert beginnenden Husten und dick aufgetragen entsteht ein leichter Wärmestau, der dem Körper gut tut.

Wachstumsprobleme

Im Frühjahr ist alles im Wachstum begriffen. Der Wachstumsschub betrifft dabei natürlich auch die Kinder, die dann plötzlich über Schmerzen in den Gelenken, am häufigsten in den Kniegelenken klagen. Dann ist eine häufige Gabe von Nr. 2 Calcium phosphoricum angebracht. Am Anfang sollte jede Viertelstunde 1 Tablette gegeben werden, später reicht 1 Tablette pro Stunde. Zusätzlich können 5 bis 7 Pastillen Nr. 22 Calcium carbonicum pro Tag gegeben werden. Sehr leichten Knochen oder einem lockeren Gewebe wird durch die tägliche Gabe von Mineralstoffen nachdrücklich vorgebeugt:

Mineralstoff	Wirkung	Stückzahl
Calcium fluoratum – Nr. 1	für die Knochenhüllen und alle elastischen Gewebe	7
Calcium phosphoricum – Nr. 2	für die Bildung der Knochen und des Blutes, Muskelaufbau, Eiweißhaushalt	10
Ferrum phosphoricum – Nr. 3	für einen verstärkten Stoffwechselumsatz im Körper	7
Kalium phosphoricum – Nr. 5	Energieträger für die Gewebeneubildung und -stärkung	10
Natrium chloratum – Nr. 8	baut Schleimhäute, Knorpel, Sehnen und Bänder auf, zusammen mit Kalium phosphoricum – Nr. 5 unentbehrlich für den Gewebeaufbau	10
Silicea – Nr. 11	unentbehrlicher Bestandteil aller Gewebe des Körpers, vor allem des Bindegewebes	7
Calcium carbonicum – Nr. 22	baut eine gute Grundkonstitution im Körper auf	7

Mai

Neues Leben entsteht!

Zur Unterstützung einer Schwangerschaft, damit vor allem die Speicher der Mutter nicht erschöpft werden, gibt es drei große Zeiträume, die bei den Einnahmeplänen berücksichtigt werden: die Einstellung auf die Schwan-

gerschaft, die Substanzbildung des Embryos und die Vorbereitung auf die
Geburt. Aber auch bei Übelkeit und Schwangerschaftserbrechen helfen die
Mineralsalze.

Zeitraum	Mineralstoff	Stückzahl
Schwangerschaft: 1. Drittel	Calcium fluoratum – Nr. 1	10
	Ferrum phosphoricum – Nr. 3	20
	Kalium phosphoricum – Nr. 5	10
	Natrium chloratum – Nr. 8	10
	Silicea – Nr. 11	10
Schwangerschaft: 2. Drittel	Calcium fluoratum – Nr. 1	7
	Calcium phosphoricum – Nr. 2	20
	Ferrum phosphoricum – Nr. 3	10
	Kalium chloratum – Nr. 4	10
	Kalium phosphoricum – Nr. 5	10
	Kalium sulfuricum – Nr. 6	7
	Magnesium phosphoricum – Nr. 7	10
	Natrium chloratum – Nr. 8	10
	Natrium phosphoricum – Nr. 9	10
	Natrium sulfuricum – Nr. 10	10
	Silicea – Nr. 11	7
	Calcium sulfuricum – Nr. 12	7
Schwangerschaft: 3. Drittel	Calcium fluoratum – Nr. 1	7
	Calcium phosphoricum – Nr. 2	10
	Ferrum phosphoricum – Nr. 3	10
	Kalium chloratum – Nr. 4	10
	Kalium phosphoricum – Nr. 5	20
	Kalium sulfuricum – Nr. 6	7
	Magnesium phosphoricum – Nr. 7	20
	Natrium chloratum – Nr. 8	10
	Natrium sulfuricum – Nr. 10	20
	Silicea – Nr. 11	7
Schwangerschaftserbrechen	Calcium phosphoricum – Nr. 2	7
	Kalium phosphoricum – Nr. 5	10–20
	Natrium chloratum – Nr. 8	10
	Natrium phosphoricum – Nr. 9	7

Allergien und Heuschnupfen

Allergische Reaktionen treten auf, wenn eine bestimmte Schwelle (Reizschwelle) an Gift- und anderen schwer ausscheidbaren Stoffen im Körper überschritten wird. Beim geringsten Kontakt tritt dann die allergische Reaktion auf. Die Folgen der Erschöpfung des Entgiftungsapparates sind beispielsweise Ausschläge, Allergien, Heuschnupfen und Überempfindlichkeiten gegen bestimmte Nahrungsmittel. Letztlich bedeuten sie, daß die Vorräte an jenen Substanzen erschöpft sind, die dem Organismus helfen, mit solchen belastenden Stoffen fertig zu werden.

Die allergische Reaktion ist eine Notmaßnahme des Organismus. Die allerletzten Reserven der so bitter benötigten Mineralstoffe werden geopfert. Dabei wird Nr. 8 Natrium chloratum aus den Schleimhäuten gelöst, was zu Erkrankungen der Nasen-, Augen-, Magen- und Darmschleimhaut führt. Aus den Bronchien wird Nr. 4 Kalium chloratum gelöst, und die Folge ist eine schwere Bronchitis oder ein allergisches Asthma. Werden die Belastungsstoffe über die Haut ausgeschieden, ist mit schweren Hautstörungen wie juckenden Ekzemen zu rechnen.

Die folgende Heuschnupfenmischung sollte täglich oder auch mehrmals am Tag eingenommen werden und ist auch für alle anderen Allergien geeignet:

Mineralstoff	Wirkung	Stückzahl
Ferrum phosphoricum – Nr. 3	unterstützt den Organismus bei extremen Anforderungen an den Stoffwechsel	10
Kalium chloratum – Nr. 4	unterstützt die Funktion der Drüsen, entlastet die Bronchien	10
Kalium sulfuricum – Nr. 6	versorgt die Zellen mit Sauerstoff und baut Ablagerungen in den Zellen ab	7
Natrium chloratum – Nr. 8	entgiftet den Körper, entlastet Nase und Augen	20
Natrium sulfuricum – Nr. 10	hilft dem Organismus beim Ausscheiden der Schlacken, wirkt gegen verschwollene Augen	7
Arsenum jodatum – Nr. 24	reduziert die Allergiebereitschaft	5

Zur Unterstützung aller Maßnahmen, die bei einer Allergie getroffen werden, ist es unumgänglich, die Zufuhr von tierischem Eiweiß (Fleisch, Wurst, Milch und Milchprodukte) am Anfang ganz zu unterlassen und nach einer Verbesserung langsam wieder zu beginnen!

Aufregung und Anspannung

In der Biochemie nach Schüßler gibt es für Aufregungen ein ganz besonders hilfreiches Mittel: Die „heiße 7" reduziert unterschwellige Spannungen.

Die „heiße 7"

Magnesium phosphoricum ist der einzige Mineralstoff, der in bestimmten Fällen eine besondere Einnahmeform verlangt. Dabei werden 7 bis 10 Tabletten in heißem Wasser, das kurze Zeit gekocht wurde, aufgelöst und diese Lösung so heiß wie möglich schlückchenweise eingenommen. Unter „schlückchenweise" ist zu verstehen, daß möglichst kleine Flüssigkeitsmengen in den Mund genommen und so lange wie möglich dort behalten werden, damit die Mineralstoffe über die Mundschleimhäute resorbiert werden können. Am besten geht das mit einem Löffel (nicht aus Metall).

Magnesium phosphoricum wirkt als „heiße 7" sehr schnell. Besonders gut lassen sich kolik- oder krampfartige Schmerzen damit lindern.

Das zahnende Kind

Viele Kinder leiden unter dem Durchbrechen der Zähne. Das ist meistens mit einen leichten Schnupfen verbunden, der nach Nr. 8 Natrium chloratum verlangt. Bei leichtem Fieber wird Nr. 3 Ferrum phosphoricum verabreicht. Für das leichtere Durchstoßen des Kiefers hat sich Nr. 1 Calcium fluoratum bewährt. Mit Nr. 5 Kalium phosphoricum wird die Energie verstärkt, wodurch alles viel leichter geht.

Mineralstoff	Wirkung	Stückzahl
Calcium fluoratum – Nr. 1	Elastizität des Kiefers	10
Ferrum phosphoricum – Nr. 3	Fieber, Schmerzen	10
Kalium phosphoricum – Nr. 5	Energie, Durchstoßkraft	7
Natrium chloratum – Nr. 8	Zahnbildung, Speichelfluß	10

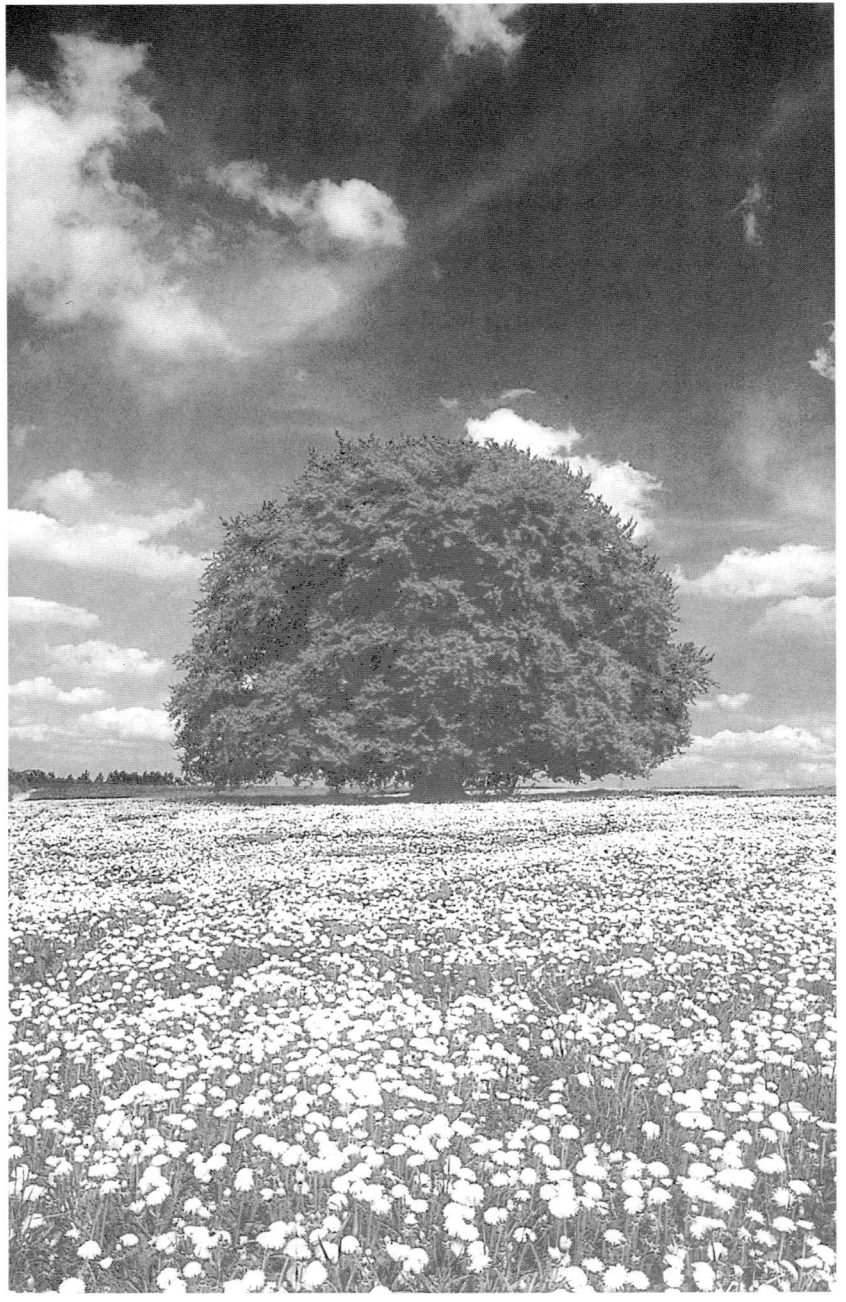

Sommer

Farbe: gelb
Symbol: Sonnenrad

Die Natur ist verschwenderisch mit ihrer Schönheit, mit ihrer Pracht. Der Übergang von der vollen Blütenpracht zu den Früchten bis zur Reife vollzieht sich.

Mit frischem Obst, Gemüse und Salaten kann der Organismus im Sommer reichlich mit Vitalstoffen versorgt werden. Die Wohnung erweitert sich, die Terrasse oder der Balkon werden zum Lieblingsplatz, an dem die Mahlzeiten eingenommen werden können. Bei so viel frischer Luft und reichlicher Sonneneinstrahlung besteht kaum die Gefahr einer Erkrankung.

Allerdings wäre es manchen Menschen lieber, es bliebe bei der feuchtkalten Witterung, denn ihre Wärmeregulierung funktioniert nicht richtig oder sie vertragen die Sonne nicht. Auch gibt es genug Menschen, die im Sommer unter Venenprobleme oder an geschwollenen Händen oder Füßen leiden. Eine ganz besondere Belastung stellt die Allergie auf Insektenstiche dar.

So ist die Freude des einen manchmal das Leid des anderen. Aber mit den Mineralstoffen nach Schüßler läßt sich so manches Problem ganz leicht beseitigen und die Freude an dieser schönen Jahreszeit kann wieder einziehen.

Juni

Im Sommer gibt es sehr viele Möglichkeiten zur Ausübung von Sport. Dabei sollte immer auf die eigenen Grenzen geachtet werden. Übertreibungen schaden meistens. Vernünftig betriebener Sport erhält den Körper gesund und regt die geistige Frische an. Leistungsfähig kann man sich dann wieder den Anforderungen in Beruf und Alltag stellen.

Bindehautentzündung

Eine durch Zugluft entstandene Bindehautentzündung kann durch folgende Mischung behandelt werden, die so oft wie nötig eingenommen wird.

Mineralstoff	Wirkung	Stückzahl
Ferrum phosphoricum – Nr. 3	Entzündung	20
Kalium chloratum – Nr. 4	weiche Schwellung	10
Natrium chloratum – Nr. 8	Tränenflüssigkeit	20
Silicea – Nr. 11	Bindehaut	20

Sonnenschutz und Sonnenunverträglichkeit

Einen besonders starken Reiz stellen die Sonnenstrahlen für den Organismus dar. Bei einem Sonnenbad muß der Organismus ebensoviel leisten wie beim Holzhacken. Die Wärme ist zu regulieren und die Oberhaut zu verstärken, indem ein stärkerer Filter aufgebaut wird. Das wird gemeinhin als Bräunung verstanden. Der Stoffwechsel wird in der Sonne enorm beschleunigt, das Herz schlägt schneller und eventuell steigt sogar die Körpertemperatur.

Für alle diese Vorgänge benötigt der Organismus sehr viele Mineralstoffe. Hauptsächlich wird während der akuten Belastung viel Nr. 3 Ferrum phosphoricum für die anfallenden Transporte und die Sauerstoffversorgung verbraucht. Bei einem größeren Mangel an diesem Mineralstoff kann der Körper den Ausgleich der mit dem Sonnenbad einhergehenden Belastung nicht mehr leisten. Die direkte Sonneneinstrahlung wird gemieden. Der Betroffene behauptet: „Ich vertrage die Sonne nicht mehr."

Um die Sonne wieder vertragen zu können, müßten über mehrere Monate, ja vielleicht sogar Jahre, mindestens 7 bis 10 Tabletten Ferrum phosphoricum täglich eingenommen werden.

Wer sich gut auf den Sommerurlaub vorbereiten will, muß eigentlich schon im Herbst damit beginnen. Im Frühjahr ist es allerhöchste Zeit. Dann sollten 10 bis 20 Tabletten Ferrum phosphoricum pro Tag eingenommen werden.

Vorbereitung auf intensive Sonnenbestrahlung
Bei der **langfristigen** Vorsorge sind mehrere Bereiche zu beachten:

● Leicht säuerlicher oder unangenehm riechender Schweiß weist auf eine Verschlackung des Unterhautgewebes hin. Durch entsprechende Maßnahmen wie Reinigungstee, aktives Schwitzen (körperliche Anstrengung), passives Schwitzen (Sauna) sowie die Einnahme der entsprechenden Mineralstoffe, hauptsächlich Nr. 9 Natrium phosphoricum und Nr. 10 Natrium sulfuricum, kann dem entgegegengewirkt werden.

- Manche Menschen können nicht gut schwitzen. Sie sollten auf eine ausreichende Zufuhr von Nr. 8 Natrium chloratum achten.
- Ist die Hautoberfläche gegen Reize sehr empfindlich, muß die äußerste Hautschicht aufgebaut werden. Das ist durch die Einnahme von Nr. 1 Calcium fluoratum (Bildung der Epithelzellen) und Nr. 6 Kalium sulfuricum (Bildung der Oberhaut, Pigmentierung) möglich.
- Bei vermehrter Sonneneinstrahlung werden alle Körperfunktionen angekurbelt. Durch die beschleunigten Stoffwechselvorgänge fallen im Gewebe vermehrt Eiweißstoffe an, die durch Nr. 2 Calcium phosphoricum gesteuert werden. Bei einem Mangel an diesem Mineralstoff treten bei Belastungen allergische Reaktionen auf.
- Damit die beschleunigten Stoffwechselvorgänge problemlos ablaufen können, benötigt der Organismus sehr viel Nr. 3 Ferrum phosphoricum. Steht das nicht zur Verfügung, muß die Körpertemperatur erhöht werden. Der Körper sperrt sich dann häufig gegen die Sonne. Eine verstärkte Einnahme von Ferrum phosphoricum kann das verhindern.

Mittelfristig ist vor allem das langsame Gewöhnen der Haut an die Sonne wichtig. Der Aufenthalt an der Sonne wird dabei langsam, nach den eigenen Gegebenheiten gesteigert. Dabei lernt der Organismus, die notwendigen Vorgänge richtig zu steuern:

- Der Temperaturausgleich erfolgt durch das Schwitzen.
- Eventuell vorhandene Schlacken unter der Hautoberfläche werden nicht so stark aktiviert, daß sie den Stoffwechsel vor unlösbare Aufgaben stellen. Ein Zeichen mangelnder Gewöhnung an die Sonne sind heftig juckende Pusteln und eine Rötung der Haut (s. S. 73).
- Die Pigmentierung der Haut erfolgt langsam.
- Der Organismus wird nicht mit der Regeneration der Hautzellen und ihrer Versorgung überfordert. Er braucht keine Hautzellen aufzugeben, die dann absterben (wie beim Schälen der Haut nach einem Sonnenbrand).

- Das gesamte Stoffwechselgeschehen und die damit verbundenen extremen Transportanforderungen werden an die überaus starke Reizeinwirkung durch die Sonnenstrahlen gewöhnt, so daß sie bei entsprechenden Anforderungen in relativ kurzer Zeit zur Verfügung stehen.

Hinweis	Ohne längerfristige Vorsorge sollte sich niemand einer intensiven Einwirkung durch die Sonne aussetzen.

Ohne entsprechende Vorsorge wird der Organismus durch die Sonne vor fast unlösbare Probleme gestellt. Es entstehen dann meistens Hypotheken, die später eingelöst werden müssen. Das sind meist im Stoffwechsel verbleibende Rückstände, die unter Umständen explosionsartig ausgeschieden werden (Durchfall, Brechdurchfall, Sommergrippe), und bleibende Hautschäden (Narben).

Wirksamer Sonnenschutz

Nicht nur im Sommer ist an einen wirksamen Sonnenschutz zu denken. Besonders während des Winterurlaubs im Hochgebirge ist die Belastung durch die UV-Strahlen zu berücksichtigen. Die Haut kann durch eine spezielle Mischung der Mineralstoffe als Cremegel geschützt werden. Dazu ist zu beachten:

- Bei vermehrter Sonneneinstrahlung sondert die Haut Talg ab, wodurch sich das Auftragen von Fetten erübrigt.
- In einem Gel oder Cremegel sollten zur Stärkung und Unterstützung für die Haut folgende Mineralstoffe nach Schüßler enthalten sein:

Mineralstoff	Wirkung
Calcium fluoratum – Nr.1	stärkt die Epithelzellen, damit sie der geforderten Leistung ihrer Elastizität (Ausdehnung bei Wärme) gewachsen sind
Ferrum phosphoricum – Nr. 3	unterstützt den erhöhten Stoffwechsel und die damit verbundenen Anforderungen im Transport

Mineralstoff	Wirkung
Kalium sulfuricum – Nr. 6	unterstützt die Oberhaut sowie die Pigmentierung der Haut
Natrium chloratum – Nr. 8	fördert die Flüssigkeitsversorgung
Calcium phosphoricum – Nr. 2	(eventuell) zuständig für den vermehrten Eiweißstoffwechsel
Natrium sulfuricum – Nr. 10	(eventuell) fördert die Ausscheidung der vermehrt anfallenden Schlacken

Die Gele oder Cremegele bestehen zu 80 bis 90 % aus Wasser, wodurch die Versorgung der Haut mit Flüssigkeit zusätzlich unterstützt wird. Außerdem gibt die Flüssigkeit die in ihr gelösten Mineralstoffe sofort frei, die dann der Haut umgehend zur Verfügung stehen.

> Die angeführten biochemischen Gele oder Cremegele bieten keinen Schutz vor UV-Strahlen.

Hinweis

Der Schutz vor der Sonne ist vor allem im Hochgebirge von großer Bedeutung, da dort die UV-Belastung besonders stark ist, weil die Strahlen durch den Schnee zusätzlich reflektiert werden. Sehr häufig treten Verbrennungen im Gesicht auf. Dieses Thema hat eine große Brisanz, da immer wieder vor den Folgen zu starker Sonneneinstrahlung gewarnt wird, auch im Zusammenhang mit der Zunahme des Ozonloches. Das UV-Licht besteht aus verschiedenen Arten von Strahlen:

- UV-A-Strahlen: Sie machen fast 90 % des ultravioletten Lichtes aus. Sie dringen sehr tief in die Haut ein und regen die Pigmentierung an, die als Schutzmaßnahme die Haut braun werden läßt. Allerdings führt eine zu starke Belastung zu einer vorzeitigen Hautalterung.
- UV-B-Strahlen: Ungefähr 10 % des ultravioletten Lichtes sind diesen Strahlen zuzuordnen. Sie dringen nicht in tiefere Hautschichten ein, sind aber für den Sonnenbrand und damit für Zellschädigungen verantwortlich. Auch wenn die Haut über eine gewisse Regenerationsfähigkeit verfügt, bleiben von jedem Sonnenbrand Schäden zurück, die durch eine neuerliche „Überdosis" Sonne verstärkt werden.

● UV-C-Strahlen: Diese sind besonders aggressiv, gelangen aber meistens nicht bis zur Erdoberfläche, weil sie von der Ozonschicht gefiltert werden.

Die vor dem UV-Licht wirksam schützenden Sonnenschutzpräparate sind Mittel, die entweder durch Reflexion (Rückstrahlung) oder Absorption (Aufnahme) der Strahlung die Haut vor der schädigenden Einwirkung intensiver Sonnenbestrahlung schützen. Sie enthalten entweder absorbierende Lichtschutzstoffe, so genannte UV-Absorber, die energiereiches Licht (ultraviolettes Licht) ganz oder teilweise absorbieren und in unschädliche Wärme umwandeln. Oder sie enthalten reflektierende anorganische Substanzen wie Zinkoxid, Eisenoxid, Titanoxid oder Calciumcarbonat. Diese reflektierenden Substanzen, welche vor dem UV-Licht schützen, werden in speziellen Verfahren feinst vermahlen und den Grundlagen der Sonnenschutzmittel (Fett, Wasser, Pflegesubstanzen und Feuchtigkeitsspender) zugefügt. Beim Auftragen gelangen die winzigen Mineralkörnchen auf die Hautoberfläche und bilden dort den begehrten Schutzschild.

Die absorbierenden Lichtschutzstoffe sollten möglichst die UV-B-Strahlen herausfiltern und die bräunenden anderen Strahlen so weit als verträglich in die Haut eindringen lassen. Es gibt jedoch chemische Substanzen, die einen UV-A-Filter darstellen, sowie Breitbandfilter, die das UV-Licht insgesamt auf eine erträgliche Intensität reduzieren. Durch ihre Beschaffenheit sind sie ungefähr 20 Minuten nach dem Auftragen in der Lage, das auf der Haut auftreffende UV-Licht zu absorbieren. Damit dringt es in die tieferen Schichten der Haut nicht mehr ein.

Hinweis | Der Organismus von Kleinkindern bis zu etwa drei Jahren kann die Substanzen der chemischen Sonnenschutzfilter nicht metabolisieren (abbauen) und ausscheiden. Daher ist es wichtig, Sonnenschutzpräparate mit reflektierenden, anorganischen Substanzen zu verwenden! Um dabei sicher zu gehen, ist es notwendig, die Hinweise der Hersteller zu beachten oder sich fachkundig beraten zu lassen.

Die Wirksamkeit der Sonnenschutzpräparate wird durch den **Lichtschutzfaktor** angegeben und hängt von der Art und Konzentration der enthaltenen

Schutzstoffe, der Dicke des aufgetragenen Sonnenschutzes und vor allem vom Hauttyp ab. Dazu eine Übersicht über den Zusammenhang zwischen Hauttyp und den Reaktionen auf Sonnenlicht:

Hauttyp	Haarfarbe	Augenfarbe	Haut	Sonnenbrand	Bräunung
I	Blond oder rötlich	Blau bis Grün	Hell	Immer	Keine
II	Blond bis hellbraun	Blau, Grau, Braungrün	Hell	Häufig	Gering
III	Braun	Braun	Hellbraun	Gelegentlich	Deutlich
IV	Dunkelbraun	Braun	Braun	Nie	Stark

Auf jedem Sonnenschutzprodukt ist ein Lichtschutzfaktor (LSF) angegeben. Diese Zahl ist ein Multiplikator, mit dem sich errechnen läßt, wie lange man nach dem Auftragen des Präparates in der Sonne bleiben darf, ohne daß die Haut geschädigt wird. Das ist für die einzelnen Hauttypen verschieden. Wer blonde bis hellbraune Haare und blaue, graue oder braune Augen hat, darf ungeschützt höchstens 10 Minuten in der Sonne sein, ohne Hautschäden zu riskieren.

Schützt jemand dieses Hauttyps seine Haut mit Sonnenmilch LSF 8, kann er achtmal so lange ungeschützt in der Sonne bleiben (also 80 Minuten). Nachcremen verlängert diese Zeit nicht, die Haut ist dann in ihrer Regenerationsfähigkeit erschöpft.

Über ein Gel oder Cremegel mit den Mineralstoffen nach Schüßler, das keinen Schutz vor UV-Strahlen bietet, kann, wenn es in die Haut eingezogen ist, ein entsprechende Sonnenschutzmittel aufgetragen werden.

Wenn jemand mit Hilfe der Mineralstoffe nach Schüßler seine Haut langfristig gestärkt hat, darf er zu Recht erwarten, daß er die Sonne wesentlich länger verträgt. Die Haut ist dann viel robuster und widerstandsfähiger.

Hautpflege nach Sonneneinstrahlung

Da die Haut während der intensiven Sonneneinstrahlung nicht die notwendigen Instandhaltungs- und Regenerationsarbeiten leisten kann, kommt der Pflege der Haut nach der Sonneneinwirkung besondere Bedeutung zu! Dabei werden zwei Stufen unterschieden:

- **Kurzfristig** muß die Haut bei Reaktionen, wie Rötung, starke Erwärmung oder gar Sonnenbrand, durch ein Gel oder Cremegel mit folgenden Mineralstoffen versorgt werden:

Mineralstoff	Wirkung
Calcium fluoratum – Nr. 1	verstärkt die Hornhaut der Haut (Epithelzellen), fördert den Bräunungsvorgang
Ferrum phosphoricum – Nr. 3	unterstützt den Organismus bei seinen vielfältigen Transportaufgaben
Kalium sulfuricum – Nr. 6	ermöglicht den Bräunungsvorgang durch die Einlagerung von Melaninen in der obersten Hautschicht und der Einfärbung der obersten Hornhautschicht
Natrium chloratum – Nr. 8	unterstützt die Zellen bei der Aufrechterhaltung des belasteten Flüssigkeitshaushaltes

- Für die **längerfristige** Versorgung und Pflege müssen noch weitere Mineralstoffe zur Verfügung gestellt werden. Das dabei verwendete Gel oder Cremegel sollte folgende Mineralstoffe nach Schüßler enthalten:

Mineralstoff	Wirkung
Calcium fluoratum – Nr. 1	erhält die Elastizität und Geschmeidigkeit des Bindegewebes
Calcium phosphoricum – Nr. 2	unterstützt den Eiweißstoffwechsel
Ferrum phosphoricum – Nr. 3	unterstützt alle notwendigen Transporte, sorgt für eine ausreichende Oxidation in den Zellen
Kalium phosphoricum – Nr. 5	stellt die notwendige Energie für die Wiederherstellung der Haut bereit
Kalium sulfuricum – Nr. 6	versorgt die Oberhaut, sorgt für eine ausreichende Pigmentierung der Haut
Natrium chloratum – Nr. 8	versorgt die Zellen mit Flüssigkeit, wird benötigt für die Schweißbildung
Silicea – Nr. 11	unterstützt das Bindegewebe, beugt einer schnellen Hautalterung vor

Das Gel oder Cremegel wird mehrmals nach der Sonneneinwirkung aufgetragen, bis die Haut gesättigt ist und das aufgetragene Mittel nicht mehr so schnell einzieht. Bei der Pflege der Haut kommt es nicht so sehr auf Fettstoffe, sondern mehr auf die Feuchtigkeit an. Das wird durch den hohen Anteil an Wasser im Gel oder Cremegel berücksichtigt.

Verletzungen

Blaue Flecken und Blutergüsse

Eine Mischung aus Nr. 3 Ferrum phosphoricum und Nr. 11 Silicea als Cremegel mehrmals täglich auftragen und je 20 Stück pro Tag einnehmen.

Bei Blutergüssen die aufgelösten Mineralstoffe zunächst als Brei, später als Cremegel verwenden.

Abschürfungen

Bei Verletzungen hat die Reinigung der Wunde besondere Bedeutung. Die erste Sorge gilt der Entfernung eventuell vorhandener Fremdkörper. Nach neuesten Erkenntnissen sollten so wenig Desinfektionsmittel wie möglich verwendet werden. Für die Reinigung der Wunde genügt es unter Umständen, wenn sie stark blutet. Ansonsten sollte für die Reinigung Wasser genommen werden. Die Heilung schreitet in einem gereinigten feuchten Milieu am besten voran. Trockene Verkrustungen reißen immer wieder auf und begünstigen eine Narbenbildung. Es sollte deshalb kein Puder aufgetragen werden, da es der Wunde Feuchtigkeit entzieht. Die Mineralstoffe werden daher als Brei aufgetragen und mit einer Frischhaltefolie abgedeckt.

Im weiteren Verlauf der Heilung ist darauf zu achten, daß die Wunde feucht und damit elastisch gehalten wird. Die Verwendung von Salben ohne Wasseranteil ist daher nicht sinnvoll. Ideal ist ein Mineralstoffgel wegen des hohen Flüssigkeitsanteils. Auch Creme ist empfehlenswert.

Offene Wunden

Bei offenen Verletzungen, die nicht genäht werden müssen, hat Ferrum phosphoricum eine besondere Bedeutung. Es sollten nicht nur Mineralstoffpastillen eingenommen, sondern auch als Brei aufgelöst auf die Wunde aufgetragen werden. Der Milchzucker wirkt leicht antiseptisch, reinigend und verschließt die Wunde. Der Mineralstoff hat eine schmerzstillende und blutstillende Wirkung und schafft eine fast narbenfreie Verbindung der Wundränder.

Vor allem bei Schürfwunden hat sich das Auflegen von aufgelösten Mineralstoffen bewährt. Um zu vermeiden, daß durch die entweichende Flüssigkeit der Brei hart wird, kann der verletzte Bereich mit Verbandmull und anschließend einer Frischhaltefolie abgedeckt werden.

Hinweis

> Für die schnelle Hilfe bei solchen Wunden sollte das Wasser zum Herstellen des Mineralstoffbreies entweder abgekocht werden oder destilliert zu Hause vorrätig sein.

Erste Hilfe bei Schmerzen

Durch Verletzungen gerät an den betroffenen Körperstellen das Energiefeld in Unordnung. Akute Schmerzen treten auf. Außerdem war die Auseinandersetzung mit der Welt zu intensiv. Das wird durch eine rasche Gabe von Ferrum phosphoricum erstaunlich schnell ausgeglichen. Die verloren gegangene Energie wird rasch wieder aufgefüllt.

Vor allem Kinder vergessen Schmerzen sehr schnell und auch die Ursache, wenn sie durch eine angemessene Gabe von Ferrum phosphoricum Hilfe erfahren. Es können durchaus bis zu 30, 40 oder 50 Pastillen, die in rascher Abfolge einzeln zu lutschen sind, verabreicht werden.

Blutarmut

Häufig heißt es bei Menschen, die sehr blaß sind, ja oft sogar richtig wächsern aussehen, daß sie unter großem Eisenmangel litten. Das ist aber nur in Ausnahmefällen richtig. Tatsächlich haben diese Menschen – und das trifft sehr häufig auf Kinder zu – einen großen Bedarf an Nr. 2 Calcium phosphoricum, ungefähr 20 Stück am Tag. Dieser Mineralstoff ist nämlich für den Eiweißhaushalt im Körper zuständig.

Da das Blut und vor allem die roten und weißen Blutkörperchen sehr viele Eiweißverbindungen enthalten, ist dieser Mineralstoff wichtig für die Blutbildung. Außerdem ist er auch an der Blutgerinnung beteiligt.

Bei blassen Personen muß auch daran gedacht werden, daß die Durchblutung der Körperoberfläche unter Umständen durch eine zu hohe Muskelanspannung behindert ist. Das Blut kann nicht mehr ungehindert durch die feinen Äderchen bis in die letzten Verästelungen an der Hautoberfläche fließen. Dadurch entsteht eine Blutleere, die aber nicht durch Blutarmut verursacht wird. Sie zeigt sich in einer fahlen Gesichtsfarbe, schlecht durchbluteten Extremitäten, weißen und kalten Fingerspitzen, Zehen und Nasenspitze. Auch hier hilft Calcium phosphoricum eher als Ferrum phosphoricum.

Prüfungsangst

Schon bei manchen Schülern besteht eine große Angst, alles richtig zu machen. Diese Angst setzt sich im Erwachsenenleben häufig fort. Es entsteht dabei eine unterschwellige Spannung, die sehr viel Nr. 7 Magnesium phosphoricum verbraucht.

Kakao enthält viel von diesem Mineralstoff, aber in einer Form, die nicht so leicht in das Innere der Zelle vordringen kann. Wird Schokolade gegessen, entsteht ein noch größeres Ungleichgewicht zwischen der Konzentration innerhalb und außerhalb der Zelle. Ein Teufelskreis entsteht. Je mehr Schokolade gegessen wird, um so größer wird das Verlangen, das in einer richtiggehenden Sucht enden kann. Durch die Einnahme von Magnesium phosphoricum nach Schüßler verliert sich dieses Verlangen sehr rasch. Am schnellsten geht das als „heiße 7" (s. S. 55).

Erhöhte Anforderungen in der Schule

Wenn das Schuljahr in den Sommer hinein mündet, beginnt bei manchen Schülern das letzte Rennen. Dann ist es oft hilfreich, eine einfache und unschädliche, den Körper unterstützende Hilfe zur Verfügung zu haben. Es ist eine spezielle Zusammenstellung von Mineralstoffen, die man ohne weiteres als Lernmischung bezeichnen darf. Nicht nur Eltern gestreßter Kinder, auch Studenten bestätigen immer wieder die rasche Hilfe, die sie durch diese Mischung erfahren haben. Die Lernmischung hilft selbstverständlich das ganze Jahr. Sie kann einmal oder auch mehrmals am Tag eingenommen werden.

Mineralstoff	Wirkung	Stückzahl
Ferrum phosphoricum – Nr. 3	versorgt das Gehirn mit genügend Sauerstoff	10
Kalium phosphoricum – Nr. 5	gibt die nötige Energie und bindet das für das Gehirn so wichtige Lecithin („Gehirnschmalz")	10
Kalium sulfuricum – Nr. 6	sorgt dafür, daß der Sauerstoff in die Gehirnzellen eindringen kann	10
Natrium chloratum – Nr. 8	ist für die Erneuerung der Gehirnsäfte zuständig	10

Durchfall, Erbrechen und Verstopfung bei Kindern

Da Kinder viel sensibler sind als Erwachsene, reagieren sie schneller und heftiger auf Veränderungen des Tagesablaufes, der Kost und des Klimas.

Bei Durchfall und Verstopfung bei Kindern im Sommer liegt ein starker Mangel an Nr. 3 Ferrum phosphoricum vor. Alle 10 Minuten sollten sie 1 Tablette im Mund zergehen lassen.

Kinder reagieren auf eine nicht zuträgliche Ernährung spontan und erbrechen. Zur Beruhigung der Magenkrämpfe ist es am besten, Nr. 7 Magnesium phosphoricum als „heiße Sieben" und Nr. 3 Ferrum phosphoricum viertelstündlich zu verabreichen.

Juli

Probleme beim Reisen

Hinweis	Zur Vorbeugung von Infektionen während des Aufenthalts in südlichen Ländern die Wasserqualität beachten!

Reise- und Seekrankheit

Für Erwachsene und Kinder, die unter Übelkeit beim Autofahren leiden, empfiehlt es sich, folgende Mineralstoffmischung schon einige Tage vor Reiseantritt einzunehmen. Die Mischung hilft auch bei Problemen beim Zugfahren, auf Schiffs- oder Flugreisen.

Mineralstoff	Wirkung	Stückzahl
Calcium fluoratum – Nr. 1	Flexibilität	10
Calcium phosphoricum – Nr. 2	Beruhigung der angespannten Muskeln	10
Kalium chloratum – Nr. 4	Beruhigung der Drüsen	10
Kalium phosphoricum – Nr. 5	Mut	20
Magnesium phosphoricum – Nr. 7	Beruhigung der Nerven	„heiße 7"
Natrium phosphoricum –	Säureneutralisierung	20

Erbrechen

Bei ungewohnten Speisen kann es schnell zu verdorbenem Magen, Übelkeit und Völlegefühl kommen. Können die Mineralstoffe wegen der Übelkeit nicht eingenommen werden, sollten sie aufgelöst und in winzigen Schlückchen in den Mund genommen werden. Bei einem Widerwillen gegen das Schlucken, kann die Flüssigkeit auch wieder ausgespuckt werden, da die Mineralstoffe über die Mundschleimhaut und nicht den Verdauungstrakt aufgenommen werden.

Mineralstoff	Wirkung	Stückzahl
Ferrum phosphoricum – Nr. 3	stärkt die Verdauungsorgane	10
Kalium phosphoricum – Nr. 5	gibt Energie zur Verdauung	10
Kalium sulfuricum – Nr. 6	unterstützt die Verdauungssäfte der Bauchspeicheldrüse	10
Natrium phosphoricum – Nr. 9	neutralisiert Säuren	20
Natrium sulfuricum – Nr. 10	unterstützt die Leber	20

Verstopfung

Die veränderten Lebensumstände im Urlaub sind eine häufige Ursache für Verstopfung.

Mineralstoff	Wirkung	Stückzahl
Ferrum phosphoricum – Nr. 3	fördert die Durchblutung der Darmwände	10
Magnesium phosphoricum – Nr. 7	unterstützt die Darmperistaltik	„heiße 7"
Natrium chloratum – Nr. 8	reguliert den Flüssigkeitshaushalt	20

Wenn die Verstopfung von stinkenden Winden begleitet wird, ist zusätzlich Nr. 10 Natrium sulfuricum erforderlich (10 Stück).

Lange Autofahrten

Für Menschen mit Übersäuerung stellt das Autofahren unter Umständen ein größeres Problem dar. Bereits nach kurzer Zeit werden die Augenlider schwer, und die Augen wollen zufallen. Der Organismus muß bei Autofahrten das körpereigene Energiefeld unter der großen Belastung der metallenen Umhüllung des Autos aufbauen. Diese Anstrengung verursacht durch die Vermehrung der Säure die plötzliche Müdigkeit, die vor allem säurebelastete und mit einer großen energetischen Sensibilität ausgestattete Menschen betrifft. Natrium-phosphoricum-Pastillen stellen dann eine wertvolle Hilfe dar. Die Pastillen sollten von Beginn der Fahrt an genommen werden.

Bei längeren Reisen ist folgende Kombination angebracht. Die Mischung kann so oft wie notwendig eingenommen werden:

Mineralstoff	Wirkung	Stückzahl
Ferrum phosphoricum – Nr. 3	Sauerstoffversorgung, Stoffwechsel	10
Kalium phosphoricum – Nr. 5	Energie, Konzentration	10
Kalium sulfuricum – Nr. 6	Sauerstoffversorgung	10
Natrium chloratum – Nr. 8	Säfteerneuerung, Reinigung	10
Natrium phosphoricum – Nr. 9	Neutralisation der Säure	20–30

Fehlendes Durstgefühl und Austrocknung

Immer mehr Menschen trinken zuwenig, so daß die Mediziner vor einer inneren Austrocknung warnen. Darunter leiden vor allem die Gewebe, die auf einen intakten Flüssigkeitshaushalt stark angewiesen sind, wie die Schleimhäute, Sehnen, Bänder und das Knorpelgewebe. Krankheiten dieser Gewebe nehmen rapide zu. Warum aber haben Menschen keinen Durst?

Grundsätzlich sollte niemand mehr trinken, als es der Durst, das natürliche Zeichen für Flüssigkeitsmangel, anzeigt. Eine absolute Regel wie das Trinken von täglich 2 oder 3 Liter, läßt sich schon deshalb nicht aufstellen, weil ein Mensch von 50 Kilogramm sicher einen anderen Flüssigkeitsbedarf hat als jemand von 100 Kilogramm. Vor allem kommt es darauf an, was der Mensch trinkt.

Der menschliche Organismus braucht für die Regulierung und Steuerung des Flüssigkeitshaushaltes Nr. 8 Natrium chloratum. Durch die starke Belastung des Körpers mit Gift- und Belastungsstoffen ist der Vorrat an diesem Mineralstoff sehr erschöpft. Viele Getränke sind so konzentriert, daß der Organismus sie verdünnen muß. Außerdem enthalten die meisten Getränke wie Limonaden, Bier, Wein, Tee oder Kaffee viele Genuß- und Reizstoffe, die der Organismus in Deponien ablagert. Der Organismus verzichtet dann auf die Zufuhr weiterer Flüssigkeit.

> Die üblichen Getränke stellen in der Regel eine Belastung für den Organismus dar. Nur mit reinem Wasser kann er die Belastungsstoffe verdünnen und ausscheiden.

Hinweis

Alle bekannten naturheilkundlich orientierten Menschen haben das Trinken von reinem Wasser, also Leitungswasser mit Trinkwasserqualität empfohlen. Am besten ist Quellwasser. Ist der Mangel an Natrium chloratum aber besonders groß, besteht auch eine Abneigung gegen das Trinken von Wasser.

Auch für die Flüssigkeitsausscheidung benötigt der Organismus Natrium chloratum. Deshalb ist im Harn eine starke Konzentration an diesem Mineralstoff festzustellen. Bei einem größeren Mangel nimmt daher die Harnmenge ab. Erst nach längerer konsequenter Einnahme von 7 bis 10 Pastillen dieses Mineralstoffes täglich stellt sich wieder ein natürliches Durstgefühl ein.

Flüssigkeitsräuber Kaffee

Ein sehr starker Flüssigkeitsräuber ist Kaffee. Der Organismus braucht für die getrunkene Menge Kaffee mindestens noch einmal die gleiche Menge Flüssigkeit, um ihn abbauen zu können. Deshalb wird in einem guten Café immer ein Glas Wasser zum Kaffee serviert.

Ständiger Durst

Auch durch den viel zu hohen Salzkonsum kann der Flüssigkeitshaushalt entgleiten. Wir salzen uns regelrecht krank! Salz befindet sich in fast allen Lebensmitteln und in Mengen, wie sie dem Körper nicht zuträglich sind. Das Salz, das in einer Scheibe Wurst enthalten ist, würde für den Bedarf eines erwachsenen Menschen für den ganzen Tag ausreichen.

Gesalzene Speisen bewirken einen starken Durst. Mit Wasser wird die zu hohe Salzkonzentration verdünnt und das Salzverhältnis innerhalb und außerhalb der Zellen normalisiert. Entgleist jedoch der Salzhaushalt, entsteht Salzhunger. Eine regelmäßige Einnahme von 7 bis 10 Pastillen Nr. 8 Natrium chloratum kann Abhilfe schaffen.

Bei unstillbarem Durst, der sehr leicht in ein unstillbares Bedürfnis nach Alkohol übergehen kann, sollten täglich mindestens 10 bis 20 Pastillen Natrium chloratum eingenommen werden.

Schlechter Schlaf: die Hitze setzt zu

Ein Mangel an Nr. 8 Natrium chloratum kann daran schuld sein, daß Menschen die Wärme nicht vertragen. Natrium chloratum ist nämlich für die Wärmeregulierung zuständig. Die Einnahme von 10 bis 20 Pastillen Natrium chloratum und das regelmäßige Trinken von Leitungswasser oder stillem Mineralwasser kann hier Abhilfe schaffen.

Ist im Schlafraum zuwenig Luftaustausch möglich oder hat der Schlafende ein starkes Bedürfnis nach frischer und kühler Luft, dann sollten täglich 10 bis 20 Pastillen Nr. 6 Kalium sulfuricum eingenommen werden.

Insektenstiche

Bei Insektenstichen hilft eine Kombination der Mineralstoffe nach Schüßler besonders gut. Je 10 Pastillen Nr. 2 Calcium phosphoricum und Nr. 8 Natrium chloratum werden als Brei auf die frische Einstichstelle aufgetragen. Ist die erste heftige Reaktion abgeklungen, genügt es, ein Gel mit der gleichen Zusammensetzung zu verwenden.

Intensive Sonneneinstrahlung

Sonnenbrand

Wenn nach einem allzu ausgiebigen Sonnenbad die Haut zu schmerzen beginnt, wird am besten ein Brei aus der unten angegebenen Mineralstoffmischung zubereitet und auf die schmerzenden Stellen aufgebracht. Die Anzahl der Tabletten richtet sich dabei nach der Größe der zu behandelnden Hautstelle. Zusätzlich wird die Mischung eingenommen. Wenn die Beschwerden nachlassen, ist das Auftragen eines Gels am günstigsten.

Mineralstoff	Wirkung	Stückzahl
Calcium fluoratum – Nr. 1	reduziert die Oberflächenspannung der Haut	10
Ferrum phosphoricum – Nr. 3	für die Rötung der Haut	30
Kalium sulfuricum – Nr. 6	Pigmentierung	20
Natrium chloratum – Nr. 8	Flüssigkeitszufuhr in die Hautzellen	30
Silicea – Nr. 11	Bindegewebe der Haut	10

Sonnenallergie

Bei Sonnenbestrahlung wird die im oberflächlichen Gewebe abgelagerte Schlackenflüssigkeit in Bläschen sichtbar. Sie haben einen leicht gelb-grünlichen, wäßrigen Inhalt. Die betroffenen Hautstellen jucken sehr, und meist reagiert der Organismus mit einer Rötung der Haut, was auf einen entzündlichen Vorgang hinweist. Bei einer Sonnenallergie sollten die Mineralstoffe nach Schüßler besonders konsequent und reichlich eingenommen werden, damit sich der Körper von den Schlacken befreien kann. Auch die äußere Anwendung kann hilfreich sein (s. S. 37).

Probleme mit den Beinen

Venenbeschwerden

Bei Venenproblemen oder gar ausgeprägten Krampfadern kann der Sommer nahezu unerträglich werden. Durch die Wärme dehnen sich die Gefäße noch weiter aus, was zu Schmerzen führt. Hier bringen kalte Güsse nach Pfarrer Kneipp sofortige Erleichterung. Langfristig aber sollte eine Kombination von Mineralstoffen eingenommen und als Gel oder Cremegel aufgetragen werden:

Mineralstoff	Wirkung	Stückzahl
Calcium fluoratum – Nr. 1	zieht die gedehnten Gefäße wieder zu-sammen	10
Kalium chloratum – Nr. 4	verdünnt das gestaute Blut der Venen	10
Natrium phosphoricum – Nr. 9	neutralisiert die Säure im Blut	20
Silicea –- Nr. 11	stärkt das Bindegewebe der Venen	10

Geschwollene Beine

Geschwollene Beine können auch auf einen Mangel an Natrium sulfuricum hinweisen. Er tritt bei Menschen mit einem gestörten Zuckerabbau häufig auf. Sie müssen allerdings bei der Einnahme der Mineralstoffe auf den Milchzucker achten (s. S. 32).

Offene Beine

Kann der Körper die Schlackenflüssigkeit nicht mehr weiter zurückzustau-en, schafft er sich einen Ausgang in einem offenen Bein. Diese offenen Stellen sind unterschiedlich groß, können tief und sehr schmerzhaft sein. Sie sind stark nässend, wobei die Farbe des Sekretes Hinweise auf den Mineralstoffmangel geben kann. Eine weißliche Flüssigkeit zeigt einen Mangel an Kalium chloratum an, eine ockerfarbene, braun-gelbliche einen Mangel an Kalium sulfuricum, und ist sie grün-gelblich, fehlt Natrium sulfuricum. Ein roter entzündeter Rand verlangt nach Ferrum phosphoricum.

Bei offenen Beinen ist die Verwendung eines Mineralstoffbreies am günstigsten. Auch können mit Flüssigkeit, in der die benötigten Mineralstoffe aufgelöst wurden, getränkte Tücher aufgelegt werden. Vorsicht ist bei Salben geboten. Einerseits beugen sie Krustenbildungen vor und halten die Haut elastisch, andererseits können sie ein Verkleben der Wunde verursachen. Ein Cremegel mit folgenden Mineralstoffen kann verwendet werden, wobei die Mineralstoffe auch eingenommen werden können:

Mineralstoff	Wirkung	Stückzahl
Ferrum phosphoricum – Nr. 3	hemmt Entzündungen	20
Kalium chloratum – Nr. 4	bindet den Faserstoff	10
Kalium sulfuricum – Nr. 6	bei braun-gelblichem Sekret	10
Natrium sulfuricum – Nr. 10	baut Schlacken ab	30
Arsenum jodatum – Nr. 24	bei nässenden Ekzemen	7

Bei einem offenen Bein lassen sich häufig zwei Prozesse beobachten. Der Organismus will die Öffnung verschließen und die belastenden Schlacken ausscheiden. So entzündet sich die Wunde immer wieder, wenn die Heilung beziehungsweise die Schließung der Öffnung zu intensiv gefördert wird. Bei schweren Fällen bedarf es großer Geduld – manchmal Jahre –, bis die Wunde abgeheilt ist.

Die Öffnung operativ durch Hauttransplantationen zu verschließen, ist problematisch, weil die auszuscheidende Flüssigkeit zurückgestaut wird. Das führt unter Umständen zu einem unförmigen Anschwellen des Beines. Es lässt sich auch beobachten, daß der Organismus immer wieder die aufgesetzten Hauttransplantate abstößt, weil sie den natürlichen Verlauf der Heilung stören.

Schlacken und Ablagerungen

Die Leber ist sozusagen der Abfallkübel des Organismus. Für den Umbau der belastenden Stoffe in ausscheidbare Substanzen steht der Leber Nr. 10 Natrium sulfuricum zur Verfügung.

Bei einem Mangel an diesem Mineralstoff muß der Organismus die Stoffe, die ungebaut werden müßten, in Deponien ablagern. Zu diesen Lagerstätten gehören das Fettgewebe, die Zellen, aber auch Warzen, Muttermale und verschiebbare Knoten unter der Haut. Sie verändern ihre Größe je nach dem Anfall der Belastungsstoffe.

An den Ablagerungsstätten wird das Immunfeld extrem geschwächt. Dadurch entsteht eine Brutstätte für Bakterien und Viren, beispielsweise bei Warzen.

Das Auftreten und die Ausbreitung des Herpes-Virus steht in einem engen Zusammenhang mit Gefühlen wie Aufregung, Haß und Ablehnung. Vor allem im Bereich der Lippen (Herpes labialis), aber auch an den Geschlechtsorgangen (Herpes genitalis) treten dann Herpesblasen, auch Fieberblasen genannt, auf.

Verwässerung

Allerdings gibt es eine bestimmte Gruppe von Abfallstoffen, die nicht abgelagert werden kann, sondern gelöst bleibt. Diese Schlackenflüssigkeit füllt mit der Zeit den gesamten Körper auf. Sie verwässert das Blut und durchdringt das Gewebe (Hydrämie). Die ersten Anzeichen für eine Ablagerung in den Extremitäten sind müde, schwere Beine. Später schwellen die Füße, dann auch die Unterschenkel an. Auch in den Fingern und Händen lagert sich die Schlackenflüssigkeit ab.

Entwässerung

Die in Flüssigkeit gebundenen Schlacken können durch die Einnahme von Natrium sulfuricum in ausscheidbare Substanzen ungebaut werden. Bei der Verwendung des Wortes „Entwässerung" ist jedoch Vorsicht geboten, weil es nicht exakt den Vorgang beschreibt. Das Natrium sulfuricum ersetzt nicht die Entwässerungstabletten der Medizin, sondern macht sie überflüssig. Die Schlacken müssen über die Leber abgebaut werden, damit das dann frei werdende Wasser ausgeschieden werden kann. Entwässerungstabletten greifen aber auf anderen Ebenen an und verursachen häufig schwerwiegende Mineralstoffmängel, vor allem an Natrium chloratum.

Die Dosierung der Mineralstoffe richtet sich nach den Beschwerden.

August

Immer wieder stellen Menschen fest, daß sie im Urlaub viel besser schlafen als zu Hause, und führen das auf den Klimawechsel, die Entspannung oder das veränderte Essen zurück. Doch es könnte auch am Schlafplatz zu Hause liegen. Strahlenbelaster wie Spiegel, Strom und Erdstrahlen können den Aufenthalt im Bett unerträglich machen und zu schweren Gesundheitsstörungen führen.

Allerdings ist auch der umgekehrte Vorgang möglich: Der Schlafplatz zu Hause ist wunderbar und die Belastungen im Urlaub lassen jede Nacht zu einer Qual werden.

Der Schlafplatz ist eigentlich kein Thema der Mineralstoffe nach Schüßler. Aber er hat eine unmittelbare Auswirkung nicht nur auf die Wirksamkeit der Mineralstoffe, sondern auf jede Maßnahme, die die Gesundheit unterstützen soll.

Bei gesundheitlichen Problemen sollte nie der Schlafplatz außer acht gelassen werden.	*Hinweis*

Nach der Rückkehr aus dem Urlaub

Zeitumstellung und Jetlag

Wer Probleme mit der Umstellung auf die jeweilige Ortszeit hat, kann sie durch einen sofortigen mehrstündigen Aufenthalt im Freien reduzieren. Dadurch wird die Umstellung der inneren Uhr, der Organuhr, unterstützt. Als Mineralstoffe kommen kurzzeitig in Frage:

Mineralstoff	Wirkung	Stückzahl
Calcium fluoratum -– Nr. 1	fördert die Flexibilität	10
Ferrum phosphoricum – Nr. 3	unterstützt den Stoffwechselumsatz	20
Kalium phosphoricum – Nr. 5	stärkt den Kreislauf	30
Natrium chloratum – Nr. 8	unterstützt den Flüssigkeitsaustausch	20
Silicea – Nr. 11	stärkt die Nerven	10

Klimaumstellung

Durch Kleidung, die den Klimawechsel ausgleicht, und zusätzlich Mineralstoffe nach Schüßler als Unterstützung des belasteten Organismus können Schnupfen und Erkältungen nach einer Reise leicht vermieden werden.

Mineralstoff	Wirkung	Stückzahl
Ferrum phosphoricum – Nr. 3	unterstützt den belasteten Stoffwechsel	10
Kalium chloratum – Nr. 4	hilft den Drüsen und der Psyche	10
Kalium phosphoricum – Nr. 5	stärkt den Körper	10
Natrium chloratum – Nr. 8	befreit von Urlaubsbelastungen	10
Natrium phosphoricum – Nr. 9	entsäuert und wirkt gegen Streß	10
Natrium sulfuricum – Nr. 10	entschlackt von angehäuften Giftstoffen	20

Erkältungen im Sommer

Schnupfen

Nr. 8 Natrium chloratum ist auch für die Schleimhäute zuständig, insbesondere für die Nasenschleimhaut, die einen großen Speicher für diesen Mineralstoff darstellt.

Werden nun sehr viele Natrium-chloratum-Moleküle gebraucht, greift der Organismus auf die Speicher zurück und löst die benötigten Moleküle aus den Schleimhäuten. Der Schleimstoff fällt als Abfall an. Das ist dann der Schnupfen. Durch eine hohe Dosis Natrium chloratum – etwa 30 bis 50 Pastillen pro Tag – kann zunächst der Schnupfen gelindert und dann mit einer geringeren Dosierung (10 bis 20 Pastillen pro Tag) geheilt werden.

Sommergrippe

Ursache der Sommergrippe ist oft der erhöhte Verbrauch einer bestimmte Gruppe von Mineralstoffen im Sommer. Der Körper führt auf diese Weise eine notwendige Reinigung durch, die unter dem Einfluß der warmen Temperaturen auf normalem Wege nicht möglich war. Dabei empfiehlt sich folgende, täglich einzunehmende Mineralstoffmischung:

Mineralstoff	Wirkung	Stückzahl
Ferrum phosphoricum – Nr. 3	für leicht erhöhte Temperatur	10
Kalium chloratum – Nr. 4	für die angegriffenen Bronchien	10
Kalium phosphoricum – Nr. 5	stärkt den Körper	10
Kalium sulfuricum – Nr. 6	reinigt den Körper von innen heraus	10
Natrium chloratum – Nr. 8	für den Schnupfen	10
Natrium sulfuricum – Nr. 10	für die Reinigung des Körpers (Entschlackung)	20

Diese Mischung ist auch noch einige Zeit, nachdem die Grippe abgeklungen ist, zu nehmen, damit sich die Mineralstoffspeicher wieder auffüllen können.

Durchfall

Im Sommer benötigt der Organismus für die vielen Ausgleichsfunktionen sehr viel Nr. 3 Ferrum phosphoricum. Ferrum phosphoricum begünstigt die Transporte im Körper, die bei der erhöhten Außentemperatur zunehmen. Vor allem bei direkter Sonneneinstrahlung wird außerordentlich viel von diesem Betriebsstoff verbraucht.

Ferrum phosphoricum hat aber auch im Darm eine überaus bedeutungsvolle Aufgabe. Es fördert die Durchblutung der Darmzotten. Wird diese gestört, dicken die Darmzotten den Nahrungsbrei nicht mehr ein. Weder die Flüssigkeit noch die Nährstoffe werden dann aus der Nahrung aufgenommen.

Mit Durchfall reagiert der Körper auch auf Depots, die mit Belastungsstoffen überfüllt sind. Wenn die Überfüllung des Körpers mit Schlacken zu groß ist, tritt sogar Brechdurchfall auf. Dabei kommt es zur Umkehr der Funktion der Darmzotten, das heißt, sie entnehmen dem Nahrungsbrei nicht mehr die für den Körper benötigten Nährstoffe. Im Gegenteil, sie bringen nun die belastenden Stoffe in den Darm ein. Die werden dann „im Durchmarsch" hinausbefördert.

Bei Durchfall sollte auf keinen Fall versucht werden, etwas zu essen! Vielmehr ist dem Verdauungstrakt eine Pause von mindestens sechs Stunden zu gewähren. Allerdings sollte wegen des großen Flüssigkeits- und Elektrolytverlustes auf eine genügende Zufuhr von Flüssigkeit geachtet werden.

Dabei ist es ratsam, reines Leitungswasser oder stilles Mineralwasser mit aufgelösten Mineralstoffen nach Schüßler zu sich zu nehmen.

Mineralstoff	Wirkung	Stückzahl
Ferrum phosphoricum – Nr. 3	unterstützt den Stoffwechselumsatz	20
Kalium phosphoricum – Nr. 5	stärkt den Organismus	10
Natrium chloratum – Nr. 8	für den gestörten Flüssigkeitshaushalt	20
Natrium sulfuricum – Nr. 10	unterstützt die Schlackenausscheidung	20

Einläufe

Bei Fieber, Durchfall, aber auch zur Unterstützung von Entschlackungs- oder Fastenkuren empfiehlt sich die Durchführung von Einläufen. Einläufe wirken fiebersenkend und beleben den angegriffenen Kreislauf. Bei Durchfällen werden die Schlacken aus dem Dickdarm und Mastdarm entfernt, was auch bei Entschlackungs- und Fastenkuren von allergrößter Bedeutung ist (s. S. 48).

Dem Wasser wird eine jeweils den Bedürfnissen entsprechende Mischung an Mineralstoffen beigegeben, wobei die Angaben für 1 Liter Wasser berechnet sind.

Einlauf bei Verstopfung

Mineralstoff	Wirkung	Stückzahl
Ferrum phosphoricum – Nr. 3	fördert die Durchblutung der Darmwände	10
Magnesium phosphoricum – Nr. 7	fördert die Darmperistaltik	20
Natrium chloratum – Nr. 8	baut die Darmschleimhaut auf	10
Natrium sulfuricum – Nr. 10	bindet die Schlacken im Dickdarm	10

Einlauf nach schweren Durchfällen und zur Regeneration

Mineralstoff	Wirkung	Stückzahl
Ferrum phosphoricum – Nr. 3	fördert die Durchblutung der Darmwände	10
Kalium chloratum – Nr. 4	unterstützt die Drüsen	10
Kalium phosphoricum – Nr. 5	stärkt den Verdauungsapparat	20
Magnesium phosphoricum – Nr. 7	fördert die Darmperistaltik	20
Natrium chloratum – Nr. 8	baut die Darmschleimhaut auf	20
Natrium sulfuricum – Nr. 10	bindet die Schlacken im Dickdarm	10

Einlauf zur Fiebersenkung, Reinigung und bei Fastenkuren

Mineralstoff	Wirkung	Stückzahl
Calcium fluoratum — Nr. 1	fördert die Elastizität der Darmwände	7
Ferrum phosphoricum - Nr. 3	aktiviert die Darmzotten und fördert die Durchblutung	10
Kalium chloratum – Nr. 4	unterstützt die Arbeit der Drüsen und die Entgiftung	7
Kalium phosphoricum – Nr. 5	stärkt den Verdauungsapparat, desinfiziert	7
Kalium sulfuricum – Nr. 6	bindet alte Schlacken	7
Magnesium phosphoricum – Nr. 7	fördert die Darmperistaltik	10
Natrium chloratum – Nr. 8	baut die Darmschleimhaut auf, reguliert den Flüssigkeitshaushalt	10
Natrium sulfuricum – Nr. 10	bindet die Schlacken im Dickdarm	10

Bei der Durchführung von Einläufen muß gewährleistet sein, daß keine Blinddarmreizung oder eine andere Krankheit des Darmes vorliegt

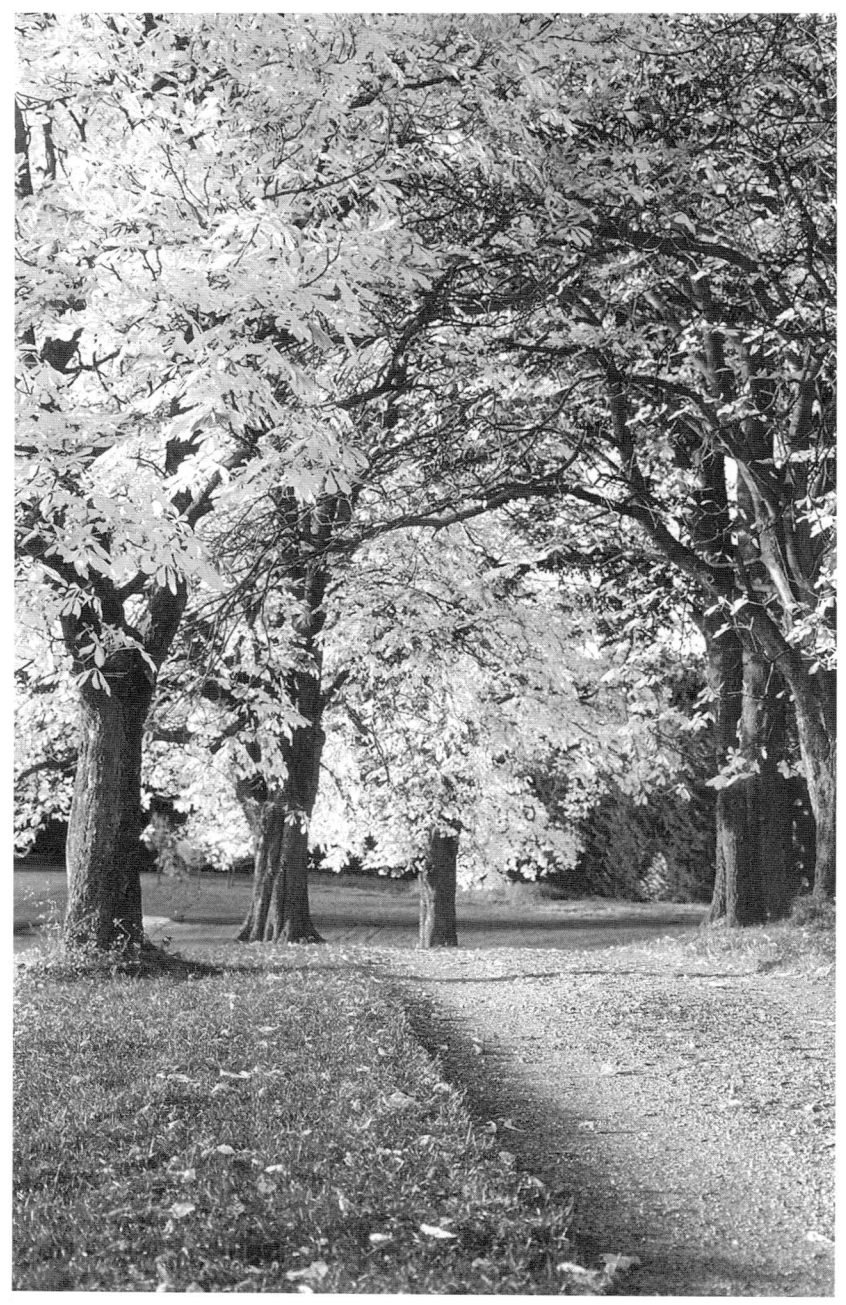

Herbst

Farbe: erdigbraun, gelb, rotbraun, weinrot
Symbol: Ernte

Im Herbst erfolgt der langsame Rückzug aus der großen Wohnung, der freien Natur, in die geschlossene Wohnung. Damit verringert sich auch das Sauerstoffangebot für den Organismus. Daraus resultierende Umstellungsprobleme sind mit Nr. 6 Kalium sulfuricum in den Griff zu bekommen.

Ganz allmählich vollzieht sich auch eine Umstellung der Kleidung, obwohl man eigentlich an der frischen luftigen Kleidung des Sommers festhalten möchte. Sie ermöglicht eine gute Ausscheidung über die Haut. Die Haut ist nicht nur unser größtes Organ mit ungefähr 1,6 Quadratmeter, sondern auch ein wichtiges Ausscheidungsorgan. Auch bei der Nahrung erfolgen grundlegende Veränderungen. In dieser Jahreszeit ist die Natur verschwenderisch mit ihren Gaben. Frische Gemüse aus dem Garten und frisches Obst vom Baum sind nicht nur eine Köstlichkeit, sondern haben auch einen besonderen Wert für den Organismus. Sie liefern die Kraft der Natur direkt in das Energiefeld.

Das Kürzerwerden der Tage und das Verschwinden der Farben belastet manche Menschen. Sie werden dadurch niedergedrückt und benötigen eine Gemütsaufhellung, was durch so manche Veränderung der Wohnung erreicht werden kann. Hilfreich ist ebenso Johanniskrauttee und die gezielte Einnahme von speziellen Mineralstoffen nach Schüßler (s. S. 91 f).

Älteren und schwachen Menschen setzt es sehr zu, daß die Natur im Herbst ihren Motor, ihre Energie ganz allmählich zurückschaltet und schließlich zu Beginn des Winters fast ganz abstellt. Für sie ist wichtig, sich ganz gezielt auf diese Phase mit Mineralstoffen nach Schüßler vorzubereiten, vor allem durch die Einnahme von Nr. 5 Kalium phosphoricum.

September

Bedeutung der Frischkost

Untersuchungen belegten, daß der Organismus alle Speisen, die gekocht wurden und kein eigenes Energiefeld mehr haben, als Vergiftung wertet.

Dies trifft ganz besonders auf Eiweiß – speziell auf Fleisch – zu. Um die vermeintliche Vergiftung abzuwehren, gelangen sehr viele weiße Blutkörperchen in die Darmwände. Der Volksmund sagt: „Nach dem Essen ist das Blut im Bauch" und hat damit recht. Auch tritt nach dem Essen von nur gekochten Speisen eine Müdigkeit auf, die zu dem bekannten „Verdauungsschläfchen" verführt. Dr. Kuschakoff hat als erster entdeckt, daß die Verdauungsleukozytose, die Anhäufung von weißen Blutkörperchen im Darm, nicht eintritt, wenn zu Beginn der Mahlzeit Frischkost gegessen wird.

Wird die Notregulation der Verdauungsleukozytose ständig benutzt, fehlen die in der Darmwand befindlichen weißen Blutkörperchen anderswo für die Abwehr von Krankheiten. Deshalb ist es unbedingt notwendig, vor den Mahlzeiten etwas Frisches, Rohes, Ungekochtes zu essen. Dazu gehören alle Salate, Gemüse, aber auch Obst.

Beschwerden vom Wandern

Müdigkeit

Wenn im Herbst die Zeit der Wanderungen kommt, dann wird der Körper oft vor die Grenzen seiner Leistungsfähigkeit gestellt. Nicht selten werden die Kräfte überschätzt und zu anstrengende Wanderungen angesetzt. Die Folge ist eine Müdigkeit, die sich vielleicht sogar tagelang nicht abschütteln läßt.

Wer dieser Erschöpfung vorbeugen möchte, sollte schon einige Tage vorher mit der Einnahme von Nr. 3 Ferrum phosphoricum beginnen. Die Dosis sollte mindesten 10 Pastillen pro Tag betragen. Am Tag der Wanderung können so viele Pastillen, wie man möchte, eingenommen werden.

Muskelkater/Muskelverhärtungen

Die Einnahme von 20 bis 30 Pastillen Nr. 6 Kalium sulfuricum befreit die Muskeln nicht nur von den Schlacken, die während der Anstrengung nicht abgebaut werden konnten, sondern bringt auch den Sauerstoffhaushalt in den Zellen wieder in Ordnung. Der Muskelkater verschwindet überraschend schnell.

Durch lang anhaltende Belastungen einzelner Muskelstränge bei schwierigen Wanderungen oder extremen Klettertouren besteht die Gefahr von Verhärtungen. Abhilfe kann hier Nr. 1 Calcium fluoratum schaffen. 20 bis

30 Pastillen sollten täglich eingenommen werden. Das Mineral kann auch als Gel aufgetragen werden.

Muskel- und Wadenkrämpfe

Calcium phosphoricum wirkt nur auf die Kontraktionen der willkürlichen Muskulatur. Das sind jene Muskeln, die willentlich bewegt werden können, also die Skelettmuskulatur, im Gegensatz zur unwillkürlichen Muskulatur, beispielsweise dem Herzmuskel. Die Kontraktion der Muskulatur wird durch Eiweißsubstanzen (Proteine), als Muskeleiweiß in Form von Actin und Myosin ermöglicht.

Bei Ermüdung, Überbeanspruchung, einem Säureüberschuß oder einem großem Mangel an Calcium phosphoricum treten Krämpfe auf. Sehr häufig wird dann aber nicht Calcium phosphoricum, sondern in großen Mengen Magnesiumpulver verabreicht, weil die Muskulatur durch Magnesium erschlafft und die Krämpfe dadurch verschwinden. Anders, den biochemischen Zusammenhängen im Körper angepaßter wirkt Calcium phosphoricum.

Wenn Menschen nachts häufiger Krämpfe in den Beinen, Waden oder Zehen haben, liegt meist eine Belastung mit Erdstrahlen vor. Sie verursacht eine starke Übersäuerung des Gewebes und damit einen Calcium-phosphoricum-Mangel, der die Krämpfe auslöst. In diesem Fall sollten nicht nur Mineralstoffe nach Schüßler eingenommen werden, sondern auch der Schlafplatz durch einen guten Rutengeher kontrolliert werden.

Aftereinrisse und Rhagaden

Für diese schmerzhaften Beschwerden sollte innerlich und äußerlich folgende Mineralstoffmischung – vor allem auch als Gel oder als Cremegel – angewendet werden:

Mineralstoff	Wirkung	Stückzahl
Calcium fluoratum – Nr. 1	heilt die Risse	20
Ferrum phosphoricum – Nr. 3	reduziert die Schmerzen	10
Kalium phosphoricum – Nr. 5	fördert die Regeneration	10
Silicea – Nr. 11	stärkt das Bindegewebe	10

Bettnässen

Bettnässen kann viele Ursachen haben. Auf keinen Fall muß es seelischer Druck sein, den angeblich Eltern auf ihre Kinder ausüben. Es gibt noch andere mögliche Ursachen, wie etwa eine Blasenschwäche, eine Wasserader unter dem Bett, ein Spiegel im Zimmer oder ein Mineralstoffmangel.

Hilfreich ist die Einnahme von Nr. 10 Natrium sulfuricum viertel- bis halbstündlich. Wenn das nicht zum Ziel führt, kann folgende Mischung empfohlen werden, die täglich eingenommen wird:

Mineralstoff	Wirkung	Stückzahl
Ferrum phosphoricum – Nr. 3	fördert die Durchblutung des Blasenschließmuskels	10
Kalium phosphoricum – Nr. 5	stärkt die harnabführenden Muskeln	10
Natrium chloratum – Nr. 8	reguliert den aufbauenden Flüssigkeitshaushalt	10
Natrium sulfuricum – Nr. 10	reguliert den abbauenden Flüssigkeitshaushalt	20

Appetitmangel

Wenn Kinder unter Appetitmangel leiden, kann dafür ein schwerwiegender Mineralstoffmangel verantwortlich sein. Dem Kind fehlen dann die für die Verdauung erforderlichen Stoffe. Es kann die Nahrung weder aufnehmen noch verwerten. Oft liegt eine Übersäuerung des kindlichen Körpers vor. Allerdings kann der Mangel an bestimmten Mineralstoffen auch die Funktion der Bauchspeicheldrüse und der Leber einschränken. Meistens ist dann eine umfassende Versorgung mit den Mineralstoffen nach Schüßler notwendig.

Mineralstoff	Wirkung	Stückzahl
Calcium phosphoricum – Nr. 2	hilft bei der Verarbeitung von Eiweiß	10
Ferrum phosphoricum – Nr. 3	stärkt die Verdauungsorgane	10
Kalium phosphoricum – Nr. 5	gibt Energie zur Verdauung	7
Kalium sulfuricum – Nr. 6	unterstützt die Bauchspeicheldrüse	7
Natrium chloratum – Nr. 8	stärkt die Schleimhäute	7
Natrium phosphoricum – Nr. 9	reduziert die Säurebelastung	7

Mögen Kinder nur Ketchup und Chips, weisen diese übermäßigen Bedürfnisse auf einen Mangel an Nr. 2 Calcium phosphoricum hin. Davon sollte dann ungefähr jede Stunde 1 Tablette gegeben werden.

Entwicklungsrückstände

Bei kindlichen Entwicklungrückständen muß eine umfassende Versorgung mit Mineralstoffen angestrebt werden!

Mineralstoff	Wirkung	Stückzahl
Calcium fluoratum – Nr. 1	fördert den Aufbau der Zähne, Knochen und Blutgefäße	7
Calcium phosphoricum – Nr. 2	beteiligt am Aufbau aller Eiweißsubstanzen	10
Ferrum phosphoricum – Nr. 3	stärkt die Widerstandskraft	10
Kalium chloratum – Nr. 4	Drüsen, Faserstoff	7
Kalium phosphoricum – Nr. 5	Energie	7
Kalium sulfuricum – Nr. 6	Bauchspeicheldrüse	7
Magnesium phosphoricum – Nr. 7	Herz, Nerven, Drüsen	7
Natrium chloratum – Nr. 8	Flüssigkeitshaushalt	7
Natrium phosphoricum – Nr. 9	neutralisiert Säuren	5
Natrium sulfuricum – Nr. 10	Leber	7
Silicea – Nr. 11	Bindegewebe, Nerven	7

Hautprobleme

Mitesser, Pickel und Akne entstehen hauptsächlich durch einen Mangel an Nr. 9 Natrium phosphoricum. Es wird zur Neutralisierung der übermäßig anfallenden Säure benötigt, die wegen der großen Umstellungen während der Pubertät entsteht. Für den Fettstoffhaushalt, für den Natrium phosphoricum ebenfalls zuständig ist, fehlt dann dieser wichtige Mineralstoff, und der Organismus beginnt, Fett abzustoßen. Zuerst wird das minderwertige, das die Poren verstopft, entfernt. Aknepusteln können entstehen. Folgende, täglich einzunehmende Mischung wird, auch als Cremegel, empfohlen:

Mineralstoff	Wirkung	Stückzahl
Ferrum phosphoricum – Nr. 3	hemmt Entzündungen	10
Kalium chloratum – Nr. 4	beruhigt die Drüsen	10
Natrium phosphoricum – Nr. 9	neutralisiert Säuren	30

Sehschwäche

Zur Unterstützung einer ärztlichen Begleitung, die hier unbedingt notwendig ist, können folgende Mineralstoffe täglich eingenommen werden:

Mineralstoff	Wirkung	Stückzahl
Calcium fluoratum – Nr. 1	Elastizität der Augenmuskeln	7
Calcium phosphoricum –– Nr. 2	Spannung der Augenmuskeln	7
Ferrum phosphoricum – Nr. 3	Durchblutung der Augenmuskeln	7
Natrium chloratum – Nr. 8	Reinigung des Auges (Kammerwasser)	10
Silicea – Nr. 11	Bindehaut	7

Hörschäden

Zur Unterstützung einer ärztlichen Begleitung, die hier unbedingt notwendig ist, können folgende Mineralstoffe täglich eingenommen werden:

Mineralstoff	Wirkung	Stückzahl
Ferrum phosphoricum – Nr. 3	fördert die Durchblutung des Gehörs	10
Kalium chloratum – Nr. 4	reguliert die Fließfähigkeit des Blutes	7
Natrium sulfuricum – Nr. 10	baut belastende Schlacken ab	7

Im Kindergarten

Im Kindergarten besteht die Gefahr einer schnellen Ansteckung. Die Einnahme von 1 Tablette Nr. 3 Ferrum phosphoricum jede Stunde stärkt die Abwehrkraft. Die Kinder erkranken dann seltener.

Oktober

Reizhusten

Der Organismus benötigt immer eine gewisse Zeit, um sich auf veränderte Umstände einzustellen. Das ist auch bei der Befeuchtung der Rachenhöhle und der Stimmbänder während der Heizperiode so. Der Hals trocknet aus und ein ununterbrochenes Kitzeln führt zu einem verkrampften Reizhusten. Dagegen hilft die Einnahme von 10 bis 20 Pastillen Nr. 8 Natrium chloratum.

Besteht zugleich auch eine zu trockene Nasenschleimhaut, wird sie ebenfalls durch diesen Mineralstoff mitbehandelt.

Haarausfall

Für ein kräftiges „Winterfell" sollten kurmäßig für 1 bis 2 Monate folgende Mineralstoffe täglich eingenommen werden:

Mineralstoff	Wirkung	Stückzahl
Calcium fluoratum – Nr. 1	Elastizität des Haares	7
Kalium phosphoricum – Nr. 5	Energie zur Neubidung	7
Natrium chloratum – Nr. 8	Pflege des Haarbodens	10
Natrium phosphoricum – Nr. 9	Geschmeidigkeit der Haare	10
Silicea – Nr. 11	Substanzbildung der Haare	20

Aufbau der Abwehrkraft

Nach der energiereichen Zeit des Sommers folgt eine Zeit schwindender Energie. Zur Vorbereitung darauf, besonders bei einer eher schwächlichen Konstitution, sind die Mineralstoffe nach Schüßler wunderbar geeignet. Auch für Kinder ist diese Vorbeugung sehr zu empfehlen, da sie in der Schule viel Leistung erbringen müssen. Fehlen sie häufig durch leichtere Erkrankungen, wird nicht nur der Körper dadurch belastet, sondern auch durch das Nachlernen zusätzlich angestrengt. Grundsätzlich wird die Abwehrkraft des Körpers durch reichliche Gaben von Nr. 3 Ferrum phosphoricum gestärkt. Zusätzlich beugt Nr. 4 Kalium chloratum Husten und Nr. 8 Natrium chloratum Schnupfen vor. Folgende Mischung, täglich eingenommen, wird empfohlen:

Mineralstoff	Wirkung	Stückzahl
Calcium fluoratum – Nr. 1	Schutz, Abgrenzung, Flexibilität	5
Calcium phosphoricum – Nr. 2	Blutbildung, Eiweißhaushalt, Knochen	10
Ferrum phosphoricum – Nr. 3	aktiviert die Widerstandskraft des Organismus	7
Kalium chloratum – Nr. 4	Drüsen, Bronchien, Gefühls- und Gemütshaushalt	7
Kalium phosphoricum – Nr. 5	Energie, Regeneration	5
Kalium sulfuricum – Nr. 6	Sauerstoffversorgung der Zellen	5
Natrium chloratum – Nr. 8	Säfteerneuerung	7
Natrium sulfuricum – Nr. 10	Schlackenabbau	7
Silicea – Nr. 11	Bindegewebe, Nerven	5
Kalium jodatum – Nr. 15	Schilddrüse, Niedergeschlagenheit	3
Calcium carbonicum – Nr. 22	Grundkonstitution	5

Es können ohne weiteres jene Mineralstoffe weggelassen werden, die als nicht notwendig erachtet werden. Allerdings muß die Mischung einige Monate eingenommen werden.

Prämenstruelles Syndrom (PMS)

Im Herbst kommt es durch die teilweise sehr belastende Witterung häufig zu Problemen vor der Menstruation oder während des Eisprungs, die als PMS zusammengefaßt werden. Folgende Mischung, täglich eingenommen, ist sehr hilfreich:

Mineralstoff	Wirkung	Stückzahl
Calcium phosphoricum – Nr. 2	Blutbildung	10
Ferrum phosphoricum – Nr. 3	Eisenhaushalt	10
Kalium chloratum – Nr. 4	Drüsen- und Gefühlshaushalt	10
Kalium phosphoricum – Nr. 5	gibt Energie	7
Magnesium phosphoricum – Nr. 7	reduziert unwillkürliche Spannungen	„heisse 7"
Natrium phosphoricum – Nr. 9	baut Säure ab	10
Silicea – Nr. 11	Nerven	7

November

Bedeutung der Farben

Im Frühjahr, wenn der Schnee schon geschmolzen ist, die grüne Farbe der Pflanzen aber noch fehlt, treten die meisten Krankheiten auf. Die zweite Jahreszeit mit vielen Krankheiten ist der Herbst. Auch da sind, wenn das bunte Laub von den Bäumen verschwunden ist, keine natürlichen Farben mehr vorhanden. Alles ist grau in grau, und der Nebel verstärkt diese Wirkung noch. Wenn dann im Winter kein Schnee fällt, kommt es zu Epidemien.

Die Farbtherapie hat heute zunehmend Bedeutung erlangt. Farben beeinflussen das Wohlbefinden der Menschen entscheidend. Color-Therapie ist nicht nur in alternativen Kreisen gefragt, auch in der Medizin wird schon lange das rote Licht zur Erwärmung und das blaue Licht zur Abkühlung verwendet.

Wer sich wieder einen Zugang zu Farben erwerben will, kann sich Anregungen bei den Kindern holen. Sie gehen noch unbekümmert mit Farben um und haben den Mut, auch einmal unkonventionelle Farbelemente zu verwenden.

Auch die Blütenessenzen nach Edward Bach haben einen innigen Zusammenhang mit den Farben der jeweiligen Blüten. Diese Substanzen wirken auch sehr auf die Farbebene des Menschen ein. Natürlich ist hier nicht direkt die Farbe selbst anwesend, aber die der Farbe entsprechende Energie. Sie brauchen sich nur eine Blüte in ihrer Farbenpracht vorstellen, dann können Sie sicher auch verstehen, wie sehr die Farben das Gemüt beeinflussen.

Es ist wichtig, daß sich Menschen beispielsweise in der Wohnung mit Farben umgeben. Um den Ausfall dieser „feinstofflichen" Vitamine, wie die Farben in der Natur auch genannt werden könnten, auszugleichen, kann die Widerstandskraft des Körpers ganz gezielt aufgebaut werden (s. S. 89).

Niedergeschlagenheit

Der November ist die Zeit der Niedergeschlagenheit, der Wehmut, der Traurigkeit, des Weltschmerzes, kurz, der depressiven Stimmungen. Diese Gefühle treten bei den Menschen in ganz unterschiedlichem Ausmaß auf.

An manchen geht die Zeit spurlos vorüber, aber andere benötigen Unterstützung, manche sogar Hilfestellungen von außen in einer den Umständen und der Schwere des Problems angemessenen Beratung oder Therapie.

> ■ **Wichtig:**
> Eine Behandlung nur mit Mineralstoffen kann ausschließlich bei leichten Beschwerden durchgeführt werden. Depressionen und schwere Verstimmungen müssen ärztlich behandelt werden.

Die angeführten Mineralstoffe können die schwermütigen Zustände nicht ausschalten, sondern nur dabei helfen, besser damit zurechtzukommen. Auch Johanniskrauttee kann Erleichterung verschaffen, ebenso Farben oder Edelsteine.

Folgende Mineralstoffe können täglich – entweder alle zusammen oder je nach Bedarf ausgewählt – genommen werden:

Mineralstoff	Wirkung	Stückzahl
Kalium phosphoricum – Nr. 5	Weinerlichkeit, Verzagtheit	20
Kalium sulfuricum – Nr. 6	Ärger, Wehmut	10
Silicea – Nr. 11	Nerven	10
Kalium jodatum – Nr. 15	Niedergedrücktheit, Weinerlichkeit	7
Calcium carbonicum – Nr. 22	tiefe Erschöpfung	7

Unruhiger Schlaf

Der Herbst, aber vor allem der November erinnert allzusehr an das Abschiednehmenmüssen. Dann ist es leicht möglich, daß der sonst so ruhige Schlaf nicht mehr in dem gewohnten Rhythmus fließt.

Es gibt aber auch ganz einfache Erklärungen für einen unruhigen Schlaf, beispielsweise eine zu üppige Mahlzeit am späten Abend oder seelische Belastungen. Manche Menschen vertragen abends keinen Weißwein oder Sekt und schon gar keinen Kaffee.

Bei Schlafstörungen ist besonders die Einnahme von Nr. 7 Magnesium phosphoricum als „heiße 7" (s. S. 55) geeignet. Sie entspannt die unwillkürlichen Spannungen und läßt den ersehnten Schlaf eintreten.

Ein zweiter Mineralstoff darf aber nicht vergessen werden, Nr. 2 Calcium phosphoricum. Er beruhigt den Herzschlag und ermöglicht damit eine Entspannung. Wer in der Nacht mit unruhigem Herzschlag aufwacht, sollte

10 bis 20 Pastillen Calcium phosphoricum nacheinander lutschen. Der Schlaf wird sich bald wieder einstellen.

Muskelrheuma, Gelenkrheuma und Gicht

In der Biochemie nach Schüßler wird nicht zwischen diesen einzelnen Erscheinungsformen unterschieden, sondern versucht, das Problem von den Mineralstoffmängeln her zu beleuchten. Es hat sich gezeigt, daß bei allen diesen Problemen im wesentlichen die gleichen Mangelerscheinungen vorliegen.

Am Beginn der kälteren Jahreszeit beginnt, „das Zipperlein zu plagen", wie es so schön im Volksmund heißt. Die Gichtknoten, aufgetriebene Gelenkknorpel, beginnen zu schmerzen, und die in den Geweben abgelagerten Säurekristalle (Muskelrheuma) plagen unentwegt. Die Bedeutung der Ernährung (purin- und säurearm) darf in diesem Zusammenhang nicht übersehen und sollte entsprechend berücksichtigt werden. Aber auch die Mineralstoffe – innerlich und äußerlich angewendet – lindern diese Krankheiten.

Die angegebene Mischung sollte über längere Zeit täglich eingenommen und äußerlich in derselben Zusammensetzung als Cremegel auf die schmerzenden Stellen aufgetragen werden.

Mineralstoff	Wirkung	Stückzahl
Ferrum phosphoricum – Nr. 3	fördert das Abklingen der entzündlichen Reaktionen	10
Kalium sulfuricum – Nr. 6	baut Schlacken aus den Zellen ab	7
Natrium chloratum – Nr. 8	baut Purine ab und Knorpel auf	20
Natrium phosphoricum – Nr. 9	neutralisiert Harnsäure	20
Silicea – Nr. 11	baut Säurekristalle ab	10
Natrium bicarbonicum – Nr. 23	baut Säuren ab	10

Ischiasschmerzen und Hexenschuß

Die Abkühlung der Durchschnittstemperaturen im Herbst wirkt sich auch in einer Verkürzung der Muskeln aus. Haben diese schon eine erhöhte Grundspannung, ist die zusätzliche Verkürzung sehr schmerzhaft. Die verkürzten Muskeln ziehen die Wirbel zusammen, die wiederum auf die Bandscheiben drücken. Als letztes Glied in dieser Kette wirkt der Druck auf die Nerven. Besonders die Lendenwirbelsäule ist betroffen. Die tägliche Einnahme folgender Mineralstoffmischung hilft, Probleme zu vermeiden. Außerdem sollte äußerlich das Gelenkecremegel angewendet werden!

Mineralstoff	Wirkung	Stückzahl
Calcium fluoratum – Nr. 1	fördert die Elastizität der Muskeln	7
Calcium phosphoricum – Nr. 2	entspannt die Muskeln	10
Ferrum phosphoricum – Nr. 3	lindert Schmerzen	10
Natrium chloratum – Nr. 8	stärkt die Bandscheiben	10
Natrium phosphoricum – Nr. 9	reduziert die Säure	10
Silicea – Nr. 11	erhöht die Versorgung des geschwächten Nervs	7

Asthma

Asthmakranke Menschen sollten alle Texte zum Herbst lesen. Ein bestimmter Mineralstoffmangel (Nr. 6 Kalium sulfuricum) kann ihre gesundheitliche Situation allerdings zuspitzen. Kalium sulfuricum ermöglicht den Übertritt des Sauerstoffs in das Zellinnere. Die Einnahme von 1 Tablette jede Viertelstunde ist empfehlenswert. Allerdings sind weitere Mineralstoffe erforderlich –

■ **Wichtig:**
Asthma bedarf grundsätzlich einer fachärztlichen Begleitung!

je nach der Situation des Asthmatikers. Folgende Mischung, täglich eingenommen, hat zufriedenstellende Resultate gezeigt:

Mineralstoff	Wirkung	Stückzahl
Ferrum phosphoricum – Nr. 3	fördert den Sauerstofftransport zur Zelle	20
Kalium chloratum – Nr. 4	unterstützt den Schleimabbau	10
Kalium phosphoricum – Nr. 5	gibt Energie	10
Kalium sulfuricum – Nr. 6	fördert den Sauerstofftransport in die Zelle	30
Magnesium phosphoricum – Nr. 7	entspannt die Bronchien	„heiße 7"
Natrium chloratum – Nr. 8	befeuchtet die Bronchien	10

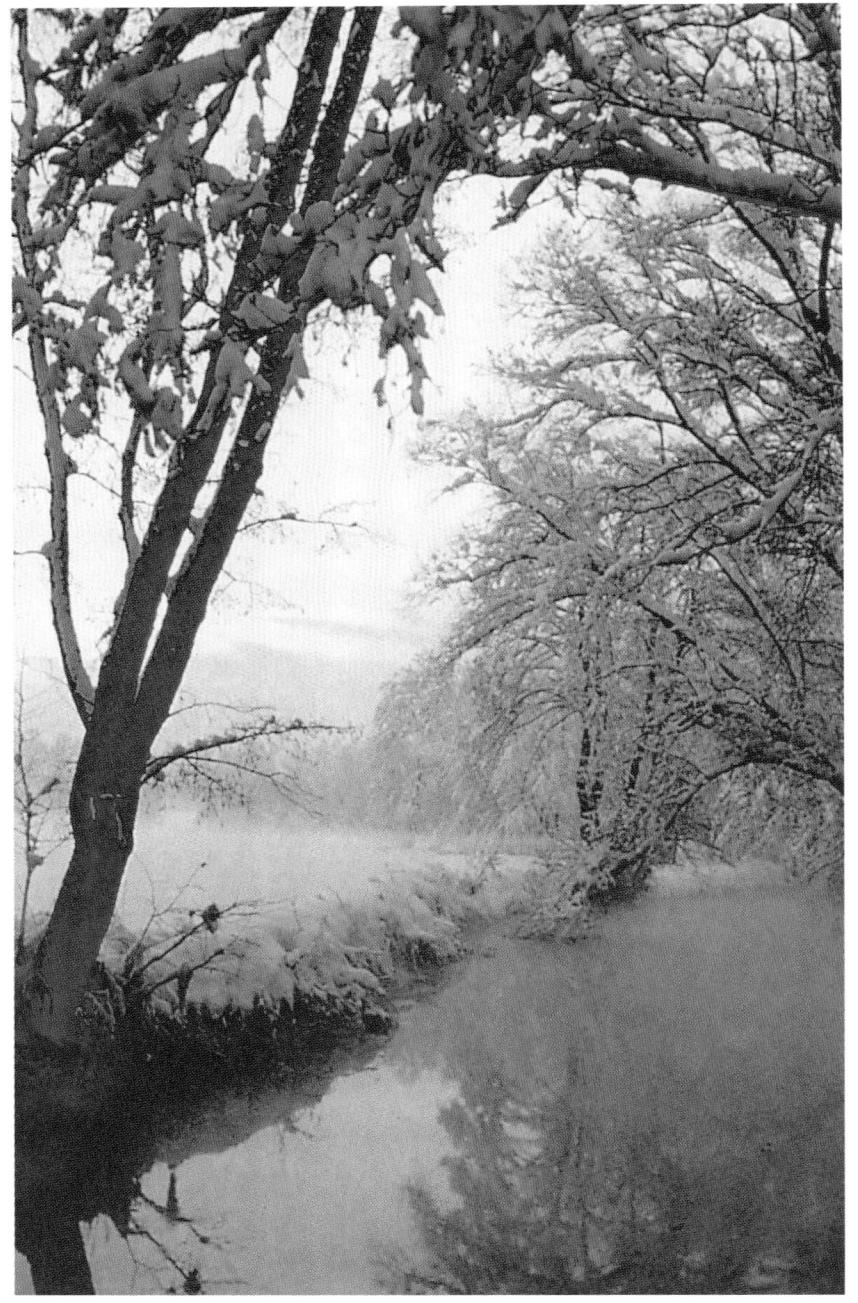

Winter

Farbe: weiß
Symbol: Ruhe, Kraft sammeln

Der Winter verändert die äußeren Umstände tiefgreifend. Allerdings wurden diese Veränderungen durch die moderne Technik für uns weitestgehend entschärft. Doch so manche Verhaltensweise blieb uns erhalten aus der Zeit, als es noch keinen elektrischen Strom und keine Heizung gab, als die Transportmöglichkeiten noch keine Versorgung mit jedem nur denkbaren Produkt ermöglichten.

Die Nahrung im Winter unterscheidet sich heutzutage nur noch wenig von der im Sommer. Ob das fertig gekochte, tiefgekühlte Essen im Sommer oder im Winter in den Mikrowellenherd geschoben wird, bleibt letztlich gleich. Es hat sowieso kaum noch nennenswerte Qualität. Es macht den Magen voll und den Menschen satt. So wird ein wertloses Jahreseinerlei gegessen, ein Jahreseintopf, der auf die veränderten Lebensbedingungen des Winters kaum eingeht. Die Hauptaufgabe des Körpers im Winter besteht in der Erhaltung der Körpertemperatur bei langen Aufenthalten im Freien, ansonsten im Ausgleich großer Temperaturunterschiede zwischen der Kälte draußen und der oft unangenehmen Wärme in den Räumen. Auch das erfordert in einem ungeahnten Ausmaß Betriebsstoffe.

Im Winter kann der Organismus weniger Säure abbauen. Das ist für die Ernährung von großer Bedeutung. Werden beispielsweise Citrusfrüchte zu reichlich genossen, können sie eine bereits vorhandene Übersäuerung noch verstärken. Oft wird auch das Essen fetter. Man denke nur an das üppige Feiertagsessen.

Da der Winter von der Kälte bestimmt wird, hat der Körper in dieser Zeit einen veränderten Stoffwechsel und kann eher fette und schwere Speisen vertragen als im Sommer.

Ein Thema dieser Jahreszeit ist die Nachsorge von Menschen nach schweren Erkrankungen. Oft fühlen sich Menschen nach einer Grippe noch wochenlang unwohl und erreichen nicht ihr gewohntes Leistungspotential. Sie spüren eine Müdigkeit und Mattigkeit, die sie einfach nicht abschütteln können.

Weniger von der Jahreszeit als vom Datum im Kalender sind das Weihnachtsfest und die auf Neujahr folgende Faschingszeit bestimmt.

Dezember

Streß

Es ist eigenartig, dass gerade in „der stillsten Zeit" des Jahres, im Advent, eine große Unruhe entsteht. Die Menschen verfallen in eine Aktivität, die überhaupt nicht zu dieser eigentlich besinnlichen Zeit paßt. Es scheint, als ob alle geplanten Arbeiten zu Weihnachten fertig, alle Besorgungen erledigt, die Vorbereitungen bestens durchgeführt und der Haushalt „pico bello" sein müßten. Das erzeugt Streß, der auch den Körper entsprechend belastet. Es ist oft gar nicht leicht, sich dieser Hast zu entziehen. Daher ist es notwendig vorzusorgen, damit keine vorzeitigen Ermüdungserscheinungen oder gar gesundheitlichen Störungen auftreten. Ein großes Problem stellen auch die Erwartungen der Umwelt dar, denen man unbedingt entsprechen will. Denken wir nur an die Beschaffung der richtigen Geschenke.

Die angegebene Mineralstoffmischung, die täglich eingenommen werden sollte, wirkt nicht nur stärkend. Vielleicht verhilft sie auch zu der Kraft, zu manchen Forderungen und Erwartungen „Nein" zu sagen.

Mineralstoff	Wirkung	Stückzahl
Kalium phosphoricum – Nr. 5	spendet Energie und Kraft	20
Silicea – Nr. 11	festigt das Nervenkostüm	10
Kalium jodatum – Nr. 15	lindert innere Unruhe	7
Calcium carbonicum – Nr. 22	stärkt von innen	7

Verbrennungen

Bei Verbrennungen verdampfen die Gewebsflüssigkeit (Zwischenzellflüssigkeit) und die Zellflüssigkeit, und sofort strömt Ersatz in das verletzte Gebiet. Doch die Zellen können die angebotene Flüssigkeit nicht aufnehmen. Es sind mit der Flüssigkeit auch die Betriebsstoffe für den Flüssigkeitshaushalt verdampft. Eine Brandblase entsteht.

Bei Verbrennungen geht vorwiegend Nr. 8 Natrium chloratum verloren. Deshalb sollte sofort ein Brei aus Tabletten dieses Mineralstoffes und von Nr. 3 Ferrum phosphoricum auf die schmerzende Hautstelle aufgetragen und mit einer Frischhaltefolie abgedeckt werden. Damit wird ein Austrocknen des Milchzuckers verhindert und die Wirkstoffe können rasch in die Zellen eindringen. Bei dieser Vorgehensweise entsteht oft nicht einmal eine Brandblase.

Die Anzahl der Tabletten richtet sich nach der Größe der verbrannten Hautstelle. Der Brei sollte einen Belag von 2 bis 3 mm Dicke bilden.

Verdauungsprobleme

Magenverstimmung

Die Feiertage haben trotz der schönen Zeit, die das Zusammensein der Familie und das Treffen von Freunden bringt, so manche Tücke. Eine davon sind die üppigen, aber verführerischen Speisen.

Wenn die Verdauung überfordert ist, hilft ganz sicher folgende Mineralstoffmischung, die mehrmals am Tag angewendet werden kann. Am besten ist es, sie in einem Viertelliter Wasser aufgelöst in ganz kleinen Schlucken einzunehmen.

Mineralstoff	Wirkung	Stückzahl
Ferrum phosphoricum – Nr. 3	fördert die Durchblutung der Verdauungsorgane	5
Kalium sulfuricum – Nr. 6	stimuliert die Bauchspeicheldrüse, wirkt Völlegefühl entgegen	7
Magnesium phosphoricum – Nr. 7	fördert die Darmperistaltik	5
Natrium chloratum – Nr. 8	reguliert den Flüssigkeitshaushalt	7
Natrium phosphoricum – Nr. 9	fördert den Fettstoffhaushalt, den Säureabbau und die Zuckerverarbeitung	7
Natrium sulfuricum – Nr. 10	begünstigt die Ausscheidung und Entschlackung	5
Natrium bicarbonicum – Nr. 23	neutralisiert Säuren	5

Das fette Essen belastet die Leber, die für die Erfüllung ihrer Aufgaben sehr viel Nr. 10 Natrium sulfuricum benötigt. Als Folge treten auch Gallenprobleme auf. Sie können durch die Einnahme von 1 Tablette Natrium sulfuricum jede halbe Stunde reduziert werden. Eine Gastritis (Magenschleimhautentzündung) kann durch die stündliche Einnahme von Nr. 3 Ferrum phosphoricum und Nr. 9 Natrium phosphoricum jede Viertelstunde erfolgreich beeinflußt werden. Kolikartige Schmerzen im Verdauungsbereich verlangen meistens nach der „heißen 7".

Blähungen

Ein ganz spezielles Problem sind Blähungen:

- Sind sie stechend, schmerzhaft und kolikartig, ist die „heiße 7" angebracht.
- Steckendgebliebene Winde mit einem außerordentlich unangenehmen Geruch (nach faulen Eiern) werden mit Nr. 10 Natrium sulfuricum behandelt. Etwa alle 3 Minuten sollte 1 Tablette eingenommen werden.
- Steigert sich das Völlegefühl zu einem äußerst unangenehmen Druck im Oberbauch, dann fehlt der Bauchspeicheldrüse Nr. 6 Kalium sulfuricum.

Verstopfung

Verstopfung wird durch eine zu üppige Nahrungsaufnahme, eine einseitige Ernährung, einen Klimawechsel oder seelische Einflüsse verursacht. Werden Abführmittel eingenommen, leidet der Körper sehr darunter. Selbstverständlich können auch die Mineralstoffe nach Schüßler in einer täglich einzunehmenden Kombination dieses Problem beseitigen und ihm vorbeugen:

Mineralstoff	Wirkung	Stückzahl
Ferrum phosphoricum – Nr. 3	fördert die Durchblutung der Darmwände und Darmzotten	10
Kalium chloratum – Nr. 4	unterstützt die Drüsen	7
Magnesium phosphoricum – Nr. 7	fördert die Darmperistaltik	10
Natrium chloratum – Nr. 8	unterstützt den Flüssigkeitshaushalt	10
Natrium phosphoricum – Nr. 9	wichtig im Fettstoffwechsel	10

Diese Mischung ist nicht nur bei vorübergehender Stuhlverstopfung angebracht, sondern auch bei einer chronischen, die schon über längere Zeit das Wohlbefinden empfindlich beeinträchtigt. Auch Einläufe (s. S. 80) können von Nutzen sein. Sie sind aber nur dann eine wirksame Hilfe, wenn dem Darm auch die dringend benötigten Mineralstoffe zugeführt werden.

Eßgelüste

Die Übersäuerung des Körpers hängt unmittelbar mit einem Mangel an Nr. 9 Natrium phosphoricum zusammen. Dieser Mineralstoff ist für die Regulierung des Fettstoffhaushalts, den Umbau der Harnsäure zu Harnstoff und den Zuckerabbau zuständig.

Der Organismus drückt einen Mangel auf seine eigene Weise aus. Daher muß die Sprache des Organismus verstanden werden, damit der Code entziffert werden kann. Wird die Sprache wörtlich genommen, dann wird der Mangel nur noch verstärkt und die Sucht immer größer. So gibt es einige Vorlieben, die eindeutig auf bestimmte Mängel hinweisen:

Bedürfnis nach	Mangel an
Milch (auch Ablehnung)	Calcium phosphoricum – Nr. 2
Geräuchertem, Ketchup, Senf	Calcium phosphoricum – Nr. 2
Nüssen	Kalium phosphoricum – Nr. 5
Schokolade	Magnesium phosphoricum – Nr. 7
Alkohol	Natrium chloratum – Nr. 8
Salz	Natrium chloratum – Nr. 8
Süßigkeiten und Mehlspeisen	Natrium phosphoricum – Nr. 9

Die besonderen Neigungen verlieren sich nach einer bestimmten Zeit der Einnahme der entsprechenden Mineralstoffe nach Schüßler.

Zahnschmerzen

Akute Schmerzen in den Zähnen werden am besten durch eine häufige Gabe von Nr. 3 Ferrum phosphoricum behandelt. Die Dosierung richtet sich nach der Heftigkeit der Schmerzen. Die Einnahme von 1 Tablette jede Viertelstunde scheint angeraten.

Kälteempfindlichkeit

Angst kann durch schlimme Erlebnisse, vor allem in der Kindheit, entstehen, aber auch übervorsichtige Eltern, die hinter allem eine Bedrohung sehen, können Angstgefühle bewirken. Ständige Ermahnungen: „Verkühl dich nicht!" oder „Verschluck dich nicht!" sind zwar gut gemeint, können einem Kind trotzdem schaden.

Wenn die Angst erst einmal eingezogen ist, beginnen sich die Muskeln zu verkrampfen. Um die Spannung aufrechtzuerhalten, benötigen sie sehr viel Energie. Die Durchblutung an der Körperoberfläche wird eingeschränkt, ein Kältegefühl entsteht. Die Muskelanspannung, die einen Schutz darstellen soll, einen Muskelpanzer, verbraucht sehr viel Nr. 2 Calcium phosphoricum. Ein Mangel an diesem Mineralstoff führt unter anderem auch zu Muskelkrämpfen.

Es ist verständlich, daß derart belastete Menschen ganz besonders unter der kalten Jahreszeit leiden. Sie sollten täglich 10 bis 20 Pastillen Calcium phosphoricum im Mund zergehen lassen, um die Muskelspannung zu lockern.

Vielleicht wäre auch eine Beratung zu ihrem speziellen Problem ratsam, denn das wird durch die Einnahme der Mineralstoffe leider nicht geringer.

Januar

Wintersport

Beim Skifahren treten häufig Druckstellen von den Skischuhen auf, die mit Nr. 3 Ferrum phosphoricum behandelt werden können. Alle 10 Minuten sollte 1 Tablette eingenommen werden. Sind bereits Blasen entstanden, müssen sie wie Verbrennungen versorgt werden (s. S. 98 f).

Als Erste Hilfe bei Verletzungen ist die häufige Einnahme von Nr. 3 Ferrum phosphoricum angebracht. Diese Behandlung kann auch bei Stürzen angewendet werden.

Sehnenzerrung
Bei einer Sehnenzerrung wird aus folgenden Mineralstoffen ein Brei gemacht und aufgelegt: je 40 Stück Nr. 3 Ferrum phosphoricum, Nr. 5 Kalium phosphoricum und Nr. 8 Natrium chloratum, je 10 Stück Nr. 1 Calcium fluoratum und Nr. 11 Silicea.

Klingen die Schmerzen ab, kann auch ein Cremegel aus derselben Mischung angewendet werden.

Zur Unterstützung wird diese Mineralstoffmischung (von jeder Nummer 10 Pastillen) auch eingenommen.

Erkältungskrankheiten und Temperatursteuerung

Die Temperatur des Körpers wird durch Oxidation erzeugt. Sauerstoff verbindet sich mit Kohlenstoff und dabei entsteht Kohlendioxid. Für die Konstanthaltung der Temperatur sind komplizierte Vorgänge nötig. Wird die Körpertemperatur durch äußere Einflüsse verändert, muß ein Mechanismus einsetzen, der die Temperaturschwankungen ausgleicht.

Im Winter werden bei tiefen Temperaturen die Poren der Haut verschlossen, so daß keine Flüssigkeit mehr nach außen dringen kann. Die an der Hautoberfläche befindliche abgekühlte Flüssigkeit wird durch erwärmte ersetzt. Auf diese Weise dringt die Kälte immer tiefer in den Körper ein, wenn nicht rechtzeitig ein Ausgleich durch genügend Erwärmung geschaffen wird.

Im Sommer wird bei zu starker Erwärmung der Temperaturausgleich durch das Verdampfen von Flüssigkeit auf der Haut erreicht. Andererseits wird die an der Oberfläche erwärmte Flüssigkeit durch kühlere aus dem Inneren des Körpers ersetzt. Damit steigt aber insgesamt die Körpertemperatur, was diesem Vorgehen von vornehrein Grenzen setzt.

In der Sauna erhöht sich bei jedem Saunagang die Körpertemperatur auf über 38°C, was anschließend einer vernünftigen Abkühlung bedarf. Vor allem muß der Kopf abgekühlt werden, weil sonst in ihm ein zu hoher Druck entsteht.

Für die Konstanthaltung der Temperatur, sowohl im Winter, als auch im Sommer, verbraucht der Organismus Natrium chloratum. Zu Beginn werden die Mineralstoffe aus den Arbeitsspeichern geholt. Wird der Mineralstoff nicht wieder aufgefüllt, greift der Körper auf die Langzeitspeicher im Gewebe zurück. So ist es verständlich, daß wäßriger Schnupfen im Winter ebenso wie im Sommer auftreten kann.

Zur Vorbeugung von Erkältungskrankheiten sollte regelmäßig je 1 Tablette Nr. 3 Ferrum phosphoricum jede Stunde und Nr. 8 Natrium chloratum jede halbe Stunde eingenommen werden.

Leichtes Fieber und Fieber bei Kindern

Der Organismus verbraucht, um besondere Leistungen zu vollbringen, sehr viel Nr. 3 Ferrum phosphoricum. Bevor der Vorrat an diesem so wichtigen Mineralstoff zur Neige geht, greift der Organismus zu Notmaßnahmen.

Damit die Transportarbeit, der Stoffwechselumsatz, im Körper trotz eines Mineralstoffmangels reibungslos verläuft, wird die Betriebstemperatur erhöht. Dadurch erhöht sich auch die Geschwindigkeit, mit der das Blut durch die Adern fließt. Diese Erhöhung der Betriebstemperatur wird Fieber genannt und allzu schnell mit fiebersenkenden Mitteln bekämpft. Gelingt das, unterbleiben im Körper wichtige Prozesse, die für die Gesundheit notwendig wären.

Der Bereich einer erhöhten Temperatur liegt zwischen 37,0°C und 38,8°C. Bei der oberen Grenze gibt es einen Spielraum von 0,3°C. Der Berater oder Mineralstoffkundige entscheidet, ab wann für ihn hohes Fieber einsetzt, also mit Kalium phosphoricum behandelt werden muß. Das ist auch von Fall zu Fall verschieden. Im Zweifelsfall können durchaus Ferrum phosphoricum und Kalium phosphoricum gleichzeitig eingesetzt werden.

Wird dem Organismus allerdings der dringend benötigte Mineralstoff, das Ferrum phosphoricum, zur Verfügung gestellt, erübrigt sich die Erhöhung der Betriebstemperatur, und das Fieber verschwindet. Die Biochemie nach Schüßler bekämpft also nicht das Fieber, sondern macht es überflüssig.

Der Organismus braucht für die Aufnahme von Ferrum phosphoricum sehr lange und der Körper muß sich in Ruhe befinden. Menschen, die wenig schlafen, haben einen großen Mangel an Ferrum phosphoricum. Bei Belastungen am Schlafplatz kommt der Organismus nicht zur Ruhe und kann seinen Ferrum-phosphoricum-Haushalt nicht in Ordnung bringen. Sehr häufig ist in diesem Zusammenhang das Phänomen des Hörsturzes zu beobachten, da das Ohr von einer guten Versorgung mit Ferrum phosphoricum abhängt.

Hohes Fieber

Bei sehr hohem Fieber von über 38,8 °C bringt Kalium phosphoricum Hilfe. Alle 3 Minuten muß 1 Tablette eingenommen werden.

Nach dem Absinken des Fiebers können eventuell eingesetzte starke fiebersenkende Mittel mit den entsprechenden Mineralstoffen nach Schüßler abgebaut werden.

Bei hohem Fieber hat derjenige, der mit Mineralstoffen die Fiebersenkung betreibt, eine große Verantwortung, da das Fieber stark an den Kräften des Kranken zehrt. Häufig ist es ratsam, einen Arzt zu Rate zu ziehen.

Hinweis

Grippaler Infekt

Bei Menschen mit einem großen Schlafdefizit oder einem schwachen Immunfeld treten häufig Erkältungen auf. Wenn der Organismus durch zu wenige Ruhephasen die Regenerations- und Entschlackungsarbeit nicht leisten kann, entsteht ein Rückstau an ausscheidungspflichtigen Substanzen. Ist der Rückstau zu groß, greift der Organismus auch hier zu Notmaßnahmen, wie die Erhöhung der Körpertemperatur. Bevor er jedoch zu dieser Maßnahme greift, signalisiert er, wie weit die Not schon fortgeschritten ist. Der Betroffene fühlt sich wie zerschlagen. Das ist das erste Zeichen für einen grippalen Infekt, der eigentlich ein Reinigungsprozeß ist, im Unterschied zu einer echten Virusgrippe.

Tritt das Gefühl der Zerschlagenheit ein, sollte Nr. 10 Natrium sulfuricum verabreicht werden. Wird dieses Signal überhört, greift der Organismus zu drastischeren Maßnahmen. Er erhöht die Körpertemperatur, um die allzu lange aufgestaute Entschlackungsarbeit leisten zu können. Dadurch wird der Stoffwechsel beschleunigt.

Bettruhe hilft dem Organismus auf zwei Ebenen. Erstens wird durch die Ruhigsstellung der Bedarf an Ferrum phosphoricum reduziert und zweitens der Anfall von Abfallstoffen ebenfalls drastisch herabgesetzt. Da keine körperlichen Tätigkeiten ausgeführt werden, wird Eisen auch aus den Muskelzellen entnommen. Sinkt durch eine großzügige Gabe an Ferrum phosphoricum die Temperatur sehr bald, sollte der Erkrankte sich noch keinen großen Belastungen aussetzen, da der Organismus Zeit für die Wiederherstellung benötigt. Durch den Eisenverlust in den Muskeln ist er noch einige Zeit wackelig auf den Beinen.

Verbunden mit der Entschlackung ist meistens auch ein Schnupfen, der auf einen Bedarf an Natrium chloratum hinweist, und ein Husten mit schleimigem weißem Auswurf, der einen Bedarf an Kalium chloratum aufzeigt.

Bronchitis

Die Bronchien sind der Speicher für Nr. 4 Kalium chloratum. Werden im Winter die Drüsen stark beansprucht, erschöpfen sich die Vorräte dieses Mineralstoffes bald. Ist der Speicher erschöpft, geht es an die Substanz. Dann werden die an den Faserstoff gebundenen Mineralstoffe aus den Bronchien herausgelöst und der Faserstoff wird als weißlicher Schleim ausgehustet.

Geht Kalium chloratum in den Bronchien zur Neige, entzünden sie sich. Eine lästige Bronchitis ist die Folge, die oft wochenlang bestehen bleibt.

Eine Hustensalbe leistet hier wertvolle Hilfe. Sie verursacht – etwas dicker aufgetragen – einen leichten Wärmestau, und die Mineralstoffe dringen während der Nacht langsam ein. Die Salbe hat, da sie die Mineralstoffe im Unterschied zum Gel nur langsam abgibt, eine Depotwirkung. Dieselbe Mineralstoffmischung kann auch eingenommen werden.

Mineralstoff	Wirkung	Stückzahl
Calcium phosphoricum – Nr. 2	lockert die verkrampften Muskeln des Brustkorbes	10
Kalium chloratum – Nr. 4	bindet den Faserstoff, wird für die Drüsen benötigt	20
Magnesium phosphoricum – Nr. 7	entkrampft die Bronchien	10

Die trockene Luft in geheizten Räumen verursacht eine zusätzliche Belastung, die durch das Auflegen eines feuchten Tuches auf den Heizkörper gelindert werden kann. Außerdem wird der Hustenreiz abgeschwächt und auch die Nasenschleimhaut beruhigt.

Hinweis

> Auf ätherische Öle sollte verzichtet werden, da sie einen zusätzlichen belastenden Reiz für die erkrankten Schleimhäute darstellen.

Bei Kindern ist vor allem darauf zu achten, daß die Bronchitis tatsächlich ausheilt, da sonst die Gefahr einer Lungenentzündung oder einer eitrigen Bronchitis besteht. Auf eine ärztliche Versorgung darf in diesen Fällen nicht verzichtet werden!

Pseudokrupp

Pseudokrupp tritt gehäuft während der Heizperiode und bei Kehlkopfentzündungen auf. Als Erste Hilfe bei diesem bedrohlichen Krankheitsbild ist das Öffnen der Fenster und das Auflegen und Aufhängen feuchter Tücher zu empfehlen. Als Unterstützung zur ärztlichen Versorgung kann folgende Mineralstoffmischung eingenommen werden:

Mineralstoff	Wirkung	Stückzahl
Calcium phosphoricum – Nr. 2	entspannt die Bronchien	10
Ferrum phosphoricum – Nr. 3	fördert die Durchblutung	10
Natrium chloratum – Nr. 8	befeuchtet die Schleimhäute	20

Haut und Lippen

Die oberste Hautschicht wird hauptsächlich durch den Hornstoff, das Keratin, gebildet. Dieser Hornstoff bleibt durch Nr. 1 Calcium fluoratum elastisch und biegsam, so daß wir nicht merken, daß ein so harter Stoff die Oberfläche der Haut bildet. Calcium fluoratum ist für alle elastischen Bereiche zuständig, beispielsweise für:

- das Dehnen und Zusammenziehen der Blutgefäße
- das Dehnen und Zusammenziehen der Bänder
- das Dehnen des Bauches während der Schwangerschaft
- das Zusammenziehen der oberflächlichen Gewebe und Gefäße bei Kälte
- das Dehnen der Gewebe und Gefäße bei Wärme

Im Winter wird durch die Temperaturunterschiede draußen und drinnen sehr viel Calcium fluoratum verbraucht. Es wird dabei auch aus der obersten Hautschicht entzogen, wodurch der Hornstoff seine Elastizität verliert und reißt. Die Haut wird rauh oder gar rissig. Die Einnahme von Calcium fluoratum und das Auftragen als Cremegel hilft dann überraschend schnell. Bei der äußeren Anwendung ist es empfehlenswert, Calcium fluoratum zusammen mit Nr. 11 Silicea zu verwenden.

Beinbrüche

Leider kommt es hauptsächlich im Winter immer wieder zu Beinbrüchen. Da der gebrochene Knochen durch eine Gipshülle geschützt wird, bis er wieder zusammengewachsen ist, gibt es keine äußere Anwendung der Mineralstoffe. Aber auch durch die Einnahme kann sehr viel erreicht werden. Die angegebene Mischung sollte täglich eingenommen werden.

Mineralstoff	Wirkung	Stückzahl
Calcium fluoratum – Nr. 1	Oberfläche und Elastizität des Knochens	10
Calcium phosphoricum – Nr. 2	Knochenbildung	15
Ferrum phosphoricum – Nr. 3	fördert die Durchblutung	7
Kalium phosphoricum – Nr. 5	gibt Energie zur Regeneration	7
Natrium chloratum – Nr. 8	Neubildung von Gewebe	7
Silicea – Nr. 11	Bindegwebe im Knochen	7
Calcium carbonicum – Nr. 22	Härte der Knochen	5

Februar

Fasching – Zuviel Alkohol

Im Fasching ist es dann und wann möglich, dass der Alkoholgenuß durch angeregte Gespräche oder den Spaß einmal über das Maß hinausgeht, das der Körper noch gut verträgt. Am nächsten Tag pocht und hämmert es unurterbrochen im Kopf. In diesem Fall ist Nr. 3 Ferrum phosphoricum, in rascher Abfolge eingenommen, eine willkommene Hilfe.

Rührt der Brummschädel von dem Durcheinandertrinken oder von Getränken minderwertiger Qualität her, dann ist Nr. 10 Natrium sulfuricum das Mittel der Wahl. Alle 3 Minuten 1 Tablette im Mund zergehen lassen, hilft dem Körper, die Belastungsstoffe schnell abzubauen. Manchmal wirkt dann die Einnahme dieses Mineralstoffes rascher als so manches Kopfschmerzmittel.

Erfrierungen und Frostbeulen

Wenn Erfrierungen im warmen Räumen wieder auftauen, entstehen starke Schmerzen. Die sich wieder einstellende Blutzirkulation kann durch Gaben von Nr. 3 Ferrum phosphoricum unterstützt werden. Dabei sollten zu Beginn alle 3 Minuten 1 Tablette eingenommen werden.

Sterben Zellen durch Erfrierungen ab, so werden sie durch Nr. 10 Natrium sulfuricum abgebaut. Auch hier ist die innerliche und äußerliche Anwendung angebracht.

Winterurlaub – Sonnenschutz

Im Hochgebirge ist vor allem auf einen wirksamen Sonnenschutz vor den UV-Strahlen zu achten. Auf diese Problematik wurde in den Texten zum Monat Juni eingegangen (s. S. 57).

Häufige Fragen

Warum muß man die Mineralstoffe nach Schüßler im Mund zergehen lassen?

Weil die Wirkstoffe über die Mund-, Rachen- und Speiseröhrenschleimhaut aufgenommen werden. Im Magen werden sie durch die starke Säure des Magensaftes verändert.

Ist eine Gewichtszunahme durch die Einnahme der Mineralstoffe nach Schüßler möglich?

Es ist möglich, weil alle Gewebe im Körper wieder fester werden. Dadurch nimmt der Mensch wohl an Gewicht, aber nicht an Umfang zu.

Kann durch die Einnahme Durchfall auftreten?

Durchfall ist ein Zeichen dafür, daß der Organismus Belastungsstoffe abbaut und aus dem Körper ausscheidet. Der Milchzucker der Mineralstoffpastillen bewirkt dagegen keinen Durchfall, sondern eine weiche Konsistenz des Stuhles.

Kann eine Verstopfung entstehen?

Die Einnahme der Mineralstoffe nach Schüßler bewirkt eine bessere Funktion des Körpers, wofür möglicherweise Flüssigkeit benötigt wird, die dann für die Ausscheidung fehlt. So kann Verstopfung auftreten. Es sollte dann auch überprüft werden, ob die bei Verstopfung vorgesehenen Mineralstoffe auch tatsächlich eingenommen werden.

Kann durch die Einnahme Sodbrennen auftreten?

Hauptsächlich reguliert Nr. 9 Natrium phosphoricum die Magensäure. Bei einem hohen Säurespiegel im Körper stellt sich der Organismus sofort auf die erfolgende Entlastung ein und schüttet die überschüssige Säure in den Magen aus. Dann kann Sodbrennen auftreten, jedoch nur so lange, wie im Körper ein Säureüberschuß besteht. Nach der Normalisierung des Säurehaushaltes nach einigen Tagen verschwindet es wieder.

Verträgt sich die Mineralstofftherapie nach Schüßler mit Homöopathie?

Die Biochemie nach Schüßler unterstützt jede Heilweise, weil sie dem Organismus notwendige Betriebsstoffe zur Verfügung stellt.

Verträgt sich die Mineralstofftherapie nach Schüßler mit Medikamenten?
Hier gilt das Gleiche wie oben. Die Mineralstoffe nach Schüßler helfen dem Organismus, die Substanzen der Medikamente gut zu verwerten. Besonders wichtig sind sie für die Ausscheidung der nicht mehr benötigten oder abgebauten Stoffe.

Kann eine Abhängigkeit entstehen?
Bei einem großen Mangel entsteht ein starkes Bedürfnis nach den Mineralstoffen, das sich aber mit der Zeit durch das Auffüllen der Speicher verliert.

Warum treten manchmal die Zeichen für einen Mangel eines Mineralstoffes besonders stark auf?
Wenn ein wichtiger Mineralstoff übersehen wird, „schreit" der Organismus nach ihm. Dabei treten die Zeichen für einen Mangel dieses Mineralstoffes besonders deutlich zu Tage.

Reicht bei einem Mangel die Einnahme der Mineralstoffe nach Schüßler alleine aus?
Nein! Es muß auch auf eine vollwertige Ernährung geachtet werden.

Warum schmecken die einzelnen Mineralstoffe unterschiedlich und zergehen verschieden schnell?
Je schneller die Mineralstoffe zergehen, um so dringender benötigt der Körper sie. Auch schmecken sie um so süßer, je größer der Bedarf ist. Beide Empfindungen können einzeln oder gleichzeitig auftreten.

Können die Mineralstoffe bitter schmecken?
Bei einem belasteten Menschen können durch Nr. 10 Natrium sulfuricum im Mund Schlackenstoffe umgebaut und ausgeschieden werden. Dadurch sinkt der Schlackengehalt im Mundraum und neue Schlacken aus anderen Bereichen des Körpers werden dorthin transportiert. Diese Reaktion tritt nur so lange auf, wie ein großer Überschuß an diesen belasteten Stoffen im Körper besteht.

Beeinträchtigt der Genuß von Kaffee oder Alkohol die Wirkung?
Beides sind Genussgifte, die auf den Stoffwechsel einen großen Einfluß ausüben. Beide belasten vor allem die Leber. Durch den entstehenden Mangel an Nr. 10 Natrium sulfuricum, das hauptsächlich in der Leber wirkt, wird die Ausscheidung von belastenden Stoffen behindert, wenn nicht gar blockiert.

Wie schnell wirken die Mineralstoffe nach Schüßler?
Die Mineralstoffe nach Schüßler wirken verschieden schnell. Das hängt von dem zu behandelnden Problem ab.

Warum muß man von den einzelnen Mineralstoffen verschiedene Mengen einnehmen?

Weil die Mängel verschieden stark sind! Nur zur Gesundheitsvorsorge kann von jedem Mineralstoff gleich viel genommen werden.

Muß zum Auflösen der Mineralstoffe Wasser verwendet werden?

Wasser ist das beste Lösungsmittel für die Mineralstoffe nach Schüßler. Jede andere Flüssigkeit beeinträchtigt die Wirkung.

Kann ein Mineralwasser die Mineralstoffe nach Schüßler ersetzen?

Mineralwässer stammen meistens aus Heilquellen. Sie sollen Mängel ausgleichen und damit zur Heilung von bestimmten Krankheiten beitragen. Wenn der Mangel aufgefüllt ist, besteht kein Bedarf mehr an einer so reichhaltigen Mineralstoffzufuhr. Außerdem füllen Mineralwässer hauptsächlich den Bedarf außerhalb der Zelle auf, die Mineralstoffe nach Schüßler den Bedarf innerhalb der Zelle. Menschen, die viel Mineralwasser verwenden, sollten die Sorte öfter wechseln, damit es nicht zu einer Übersättigung mit bestimmten Mineralstoffen kommt. Das Mineralwasser sollte nur geringe Mengen an Mineralstoffen enthalten. Wegen der hohen Konzentration an Mineralstoffen sollten Mineralwässer nicht für die Zubereitung von Babynahrung verwendet werden.

Können auch bei Zuckerkrankheit die Mineralstoffe nach Schüßler eingenommen werden?

Für Zuckerkranke ist wichtig zu wissen, daß 30 Mineralstofftabletten wegen ihres Milchzuckergehalts einer Broteinheit entsprechen. Allerdings ist es möglich, die Tabletten aufzulösen und so den Milchzucker zu vermeiden (s. S. 32)

Greift der Milchzucker die Zähne an?

Der Milchzucker, die Lactose, ist die verträglichste Zuckersorte und ein leichtes Abführmittel. Er greift auch bei längerer Einnahme, auch über Jahre, die Zähne nicht an.

Warum können durch eine vollwertige Ernährung nicht genügend Mineralstoffe aufgenommen werden?

Wer sich vollwertig ernährt, hat auf jeden Fall eine bessere Versorgung mit Mineralstoffen. Durch die starken Veränderungen im Leben der Menschen (Streß, Hektik, unregelmäßiger Lebenswandel), besonders aber durch zwanghafte charakterliche Strukturen werden Mineralstoffe der Zellen verbraucht, die nicht ohne weiteres aus der Nahrung nachgefüllt werden können. Außerdem ist der Mineralstoffgehalt unserer Lebensmittel durch mineralstoffarme Böden geringer als früher.

Warum stellt sich trotz längerer Einnahme kein Erfolg ein?
Hierfür können verschiedene Ursachen verantwortlich sein:

- Zu niedrige (homöopathische) Dosierung
- Einnahme der falschen Mineralstoffe
- Schlechter Schlafplatz
- Die Probleme liegen auf Ebenen, die durch Mineralstoffe nicht bearbeitet werden können
- Ungesunde Ernährung
- Amalgamfüllungen, dadurch ständige Vergiftung im Mundraum
- Keine Veränderung zwanghafter Strukturen
- Zu hohe Belastungen (Arbeit, Familie, soziales Umfeld)
- Zu weit fortgeschrittene, schwere Krankheit

Geben Mineralstofftabellen Auskunft darüber, welche Lebensmittel die Mineralstoffe nach Schüßler auffüllen?
Nein! Die Tabellen enthalten ausschließlich Angaben über einzelne Mineralstoffe. Es sind keine Forschungen bekannt, die Auskunft über den Gehalt an bestimmten Mineralstoffverbindungen geben, wie sie die Mineralstoffe nach Schüßler darstellen.

Anwendungen

Meistens handelt es sich bei den angegebenen Mineralstoffen um Mischungen. Die Mineralstoffe werden aus den Behältern herausgezählt, gemischt und durcheinander eingenommen. Für den Organismus ist diese Form der Einnahme von Vorteil, weil die Mineralstoffe dann besser integriert werden können. Die Einnahme größerer Mengen eines Mineralstoffs ist ausschließlich bei einem schwerwiegenden Mangel sinnvoll. Besonders sensible Menschen und Kinder sollten mit ungefähr der Hälfte der angegebenen Menge beginnen und die Menge nur steigern, wenn der gewünschte Erfolg ausbleibt. Bitte beachten Sie die Dosierungsanleitungen (s. S. 32).

Funktionsstörung, Krankheit	Mineralstoff	Anzahl/Tag
Abmagerung (ärztliche Abklärung!)	Calcium phosphoricum - Nr. 2	10
	Kalium phosphoricum - Nr. 5	10
	Natrium chloratum - Nr. 8	10
	Silicea - Nr. 11	7
	Kalium arsenicosum - Nr. 13	7
Abschuppung der Haut nach schweren Krankheiten	Kalium sulfuricum - Nr. 6	20
Absonderungen: wäßrig, schleimig	Natrium chloratum - Nr. 8	20
Absonderungen: ätzend, brennend	Natrium chloratum - Nr. 8	20
Absonderungen: braun-gelblich, ocker	Kalium sulfuricum - Nr. 6	20
Absonderungen: eitrig, wäßrig	Natrium sulfuricum - Nr. 10	10
	Silicea - Nr. 11	10
	Calcium sulfuricum - Nr. 12	20
Absonderungen: glasklar	Natrium chloratum - Nr. 8	20
Absonderungen: grünlich	Natrium sulfuricum - Nr. 10	20
Absonderungen: weißlich	Kalium chloratum - Nr. 4	20
Absonderungen: eitrig, dick, gelb	Natrium phosphoricum - Nr. 9	20
	Silicea - Nr. 11	20
	Calcium sulfuricum - Nr. 12	20
Abstillen	Natrium sulfuricum - Nr. 10	20
Abszeß: Vorbeugung	Natrium phosphoricum - Nr. 9	20
Abszeß: eitrig	siehe Eiterungen	

Funktionsstörung, Krankheit	Mineralstoff	Anzahl
Abwehrkraft	s. S. 89	
Abwehrschwäche	Ferrum phosphoricum - Nr. 3	10
	Kalium chloratum - Nr. 4	10
	Kalium phosphoricum - Nr. 5	20
	Kalium sulfuricum - Nr. 6	10
	Natrium chloratum - Nr. 8	10
	Natrium sulfuricum - Nr. 10	20
Adern: Verkalkung (die Mischung sollte an den betroffenen Stellen auch als Gel oder Cremegel angewendet werden)	Calcium fluoratum - Nr. 1	10
	Natrium phosphoricum - Nr. 9	10
	Silicea - Nr. 11	7
Afterjucken (Cremegel)	Calcium phosphoricum - Nr. 2	10
	Natrium chloratum - Nr. 8	10
	Natrium phosphoricum - Nr. 9	10
Akne (die Mischung sollte auch als Gel oder Cremegel angewendet werden)	s. S. 87	
Allergie	s. S. 54	
Amalgam: Ausleitung	Kalium chloratum - Nr. 4	7
	Natrium chloratum - Nr. 8	20–30
	Natrium sulfuricum - Nr. 10	10–20
Ameisenlaufen, Durchblutungsstörungen	Calcium phosphoricum - Nr. 2	20
	Kalium phosphoricum - Nr. 5	10
Anämie	s. Blutarmut	
Anämie bei Kindern	Calcium phosphoricum - Nr. 2	10-20
Angina	Ferrum phosphoricum - Nr. 3	20
	Kalium chloratum - Nr. 4	10
Angina: übel riechend	Kalium bromatum - Nr. 14	10
Antriebslosigkeit	Kalium phosphoricum - Nr. 5	20
Aphthen, Schwämmchen, Soor, Mundschleimhautentzündung	Kalium chloratum - Nr. 4	10
	Natrium chloratum - Nr. 8	10
	Calcium sulfuricum - Nr. 12	10
Appetit: mangelnder	s. S. 86	

Funktionsstörung, Krankheit	Mineralstoff	Anzahl
Arterienverkalkung, Arteriosklerose	Calcium fluoratum - Nr. 1	7
	Natrium phosphoricum - Nr. 9	10
	Silicea - Nr. 11	7
Asthma	s. S. 94	
Aufstoßen: sauer	Natrium phosphoricum - Nr. 9	10–20
Augen: Bindehautentzündung	s. S. 57	
Augen: Doppelsehen	Magnesium phosphoricum - Nr. 7 „heiße 7"	
Augen: Flimmern	Kalium phosphoricum - Nr. 5	10
	Magnesium phosphoricum - Nr. 7 „heiße 7"	
Augen: Funkensehen	Magnesium phosphoricum - Nr. 7 „heiße 7"	
	Natrium phosphoricum - Nr. 9	10
	Natrium sulfuricum - Nr. 10	20
Augen: Gerstenkorn, Lidentzündung	Ferrum phosphoricum - Nr. 3	7
	Kalium chloratum - Nr. 4	10
	Natrium phosphoricum - Nr. 9	7
	Silicea - Nr. 11	20
Augen: Lichtempfindlichkeit	Silicea - Nr. 11	20
Augen: grauer Schleier	Natrium chloratum - Nr. 8	10
Augen: Sehschwäche, Augenschwäche	Kalium phosphoricum - Nr. 5	20
	Natrium chloratum - Nr. 8	20
Augen: Trockenheit, wäßrige Augen	Natrium chloratum - Nr. 8	20–30
Augen: Tränenkanalkatarrh	Ferrum phosphoricum - Nr. 3	20
	Kalium chloratum - Nr. 4	7
	Kalium sulfuricum - Nr. 6	7
	Silicea - Nr. 11	7
Ausdünstungen: sauer riechend	Natrium phosphoricum - Nr. 9	20
Ausfluß: bräunlich-gelb	Kalium sulfuricum - Nr. 6	20
Ausfluß: wäßrig	Natrium chloratum - Nr. 8	20
Ausfluß: weißlich	Kalium chloratum - Nr. 4	20
Ausschläge: eitrig	Natrium phosphoricum - Nr. 9	10
	Silicea - Nr. 11	7
	Calcium sulfuricum - Nr. 12	20

Funktionsstörung, Krankheit	Mineralstoff	Anzahl
Autofahrermischung	s. S. 70	
Bandscheibenbeschwerden	Calcium fluoratum - Nr. 1	7
	Ferrum phosphoricum - Nr. 3	7
	Natrium chloratum - Nr. 8	10
	Natrium phosphoricum - Nr. 9	7
	Silicea - Nr. 11	7
Bauchschmerzen – Arzt!	Ferrum phosphoricum - Nr. 3	20
Bauchschneiden (kolikartige Schmerzen)	Magnesium phosphoricum - Nr. 7 „heiße 7"	
Beinbruch	s. S. 108	
Beine: geschwollen	Natrium sulfuricum - Nr. 10	10–30
Beine: offen	s. S. 74	
Beklemmungen: nachts	Kalium sulfuricum - Nr. 6	20
Bettnässen	s. S. 76	
Beulen	Ferrum phosphoricum - Nr. 3	10-20
Bindehautentzündung	s. S. 57	
Bindegewebsschwäche	Calcium fluoratum - Nr. 1	20
	Silicea - Nr. 11	20
Blähungen (stinkende Winde)	Natrium sulfuricum - Nr. 10	20
Blähungskolik	Magnesium phosphoricum – Nr. 7 „heiße 7"	
Bläschenausschlag an Lippen und Mund	Natrium chloratum - Nr. 8	20
	Natrium sulfuricum - Nr. 10	20
Bläschen: wasserhell, juckend	Natrium sulfuricum - Nr. 10	20
Blase: Blasenkatarrh	Ferrum phosphoricum - Nr. 3	20
	Natrium chloratum - Nr. 8	10
	Natrium phosphoricum - Nr. 9	20
Blase: Blasenschwäche	Natrium sulfuricum - Nr. 10	10
Blase: Reizblase	Ferrum phosphoricum - Nr. 3	10
	Natrium chloratum - Nr. 8	20
	Natrium phosphoricum - Nr. 9	10
Blasen: auf der Haut (vom Wandern)	s. Verbrennungen	
Blinddarmreizung – Arzt!	Ferrum phosphoricum - Nr. 3	20
	Kalium chloratum - Nr. 4	10
	Natrium chloratum - Nr. 8	7

Funktionsstörung, Krankheit	Mineralstoff	Anzahl
Blut: Harnsäureüberschuß	Natrium phosphoricum - Nr. 9	10-30
Blutmangel, Blutarmut	Calcium phosphoricum - Nr. 2	20
	Ferrum phosphoricum - Nr. 3	10
	Manganum sulfuricum - Nr. 17	5
Bluterguß	Ferrum phosphoricum - Nr. 3	10
	Silicea - Nr. 11	20
Blutdruck: erhöht	Natrium chloratum - Nr. 8	20
Blutdruck: niedrig	Natrium phosphoricum - Nr. 9	20
Blutungen	Ferrum phosphoricum - Nr. 3	10-30
Blutungen: Nase	s. Nasenbluten	
Brandblasen	s. S. 98	
Brechdurchfall, auch bei Kindern	s. S. 68	
Bronchitis	s. S. 106	
Brüche: Neigung zu	Calcium fluoratum - Nr. 1	7
	Silicea - Nr. 11	10
Brustdrüsenentzündung stillender Mütter (die Mischung sollte auch als Gel oder Cremegel angewendet werden)	Calcium fluoratum - Nr. 1	7
	Ferrum phosphoricum - Nr. 3	20
	Kalium chloratum - Nr. 4	10
	Kalium phosphoricum - Nr. 5	7
	Silicea - Nr. 11	7
Brustschmerzen	Calcium phosphoricum - Nr. 2	10
	Ferrum phosphoricum - Nr. 3	10
	Kalium chloratum - Nr. 4	7
Brustschmerzen stillender Mütter, Betonbrust	Natrium chloratum - Nr. 8	30
	Cremegelmischung aus:	
	Calcium phosphoricum - Nr. 2	
	Kalium chloratum - Nr. 4	
	Natrium chloratum - Nr. 8	
Brustwarzen: wund	Ferrum phosphoricum - Nr. 3	20

Funktionsstörung, Krankheit	Mineralstoff	Anzahl
Bulimie	Calcium phosphoricum - Nr. 2	20
	Ferrum phosphoricum - Nr. 3	20
	Kalium phosphoricum - Nr. 5	10
	Magnesium phosphoricum - Nr. 7 „heiße 7"	
	Silicea - Nr. 11	7
chronische Entzündungen	Ferrum phosphoricum - Nr. 3	10–20
	Natrium phosphoricum - Nr. 9	10
chronische Mittelohrvereiterung	Ferrum phosphoricum - Nr. 3	10–20
	Natrium phosphoricum - Nr. 9	10
	Silicea - Nr. 11	7
	Calcium sulfuricum - Nr. 12	7
chronische Schleimhautkatarrhe	Kalium chloratum - Nr. 4	10
	Kalium sulfuricum - Nr. 6	10
	Natrium chloratum - Nr. 8	20
chronisch gallige Stühle	Natrium sulfuricum - Nr. 10	10–20
Croup/Krupp (zur Unterstützung)	Calcium phosphoricum - Nr. 2	20
	Kalium sulfuricum - Nr. 6	10
	Magnesium phosphoricum - Nr. 7 „heiße 7"	
Darmkatarrh	s. Durchfall	
Darmkatarrh mit Krämpfen	Cuprum arsenicosum - Nr. 19	7
Darmträgheit	s. Stuhlverstopfung	
depressive Zustände, Niedergedrücktheit	s. S. 91	
Diabetes: zur Unterstützung	Kalium sulfuricum - Nr. 6	10–20
	Natrium sulfuricum - Nr. 10	10–20
Durchfall	s. S. 79	
Durchfall: übel riechend	Kalium arsenicosum - Nr. 13	7
Durchliegen, Wundliegen	Ferrum phosphoricum - Nr. 3	20
Durst: zu wenig	Natrium chloratum - Nr. 8	10-20
Durst: sehr viel	Natrium chloratum - Nr. 8	20
	Kalium arsenicosum - Nr. 13	7
Einlauf	s. S. 80	

Funktionsstörung, Krankheit	Mineralstoff	Anzahl
Eiterungen (die Mischung sollte auch als Gel oder Cremegel angewendet werden)	Natrium phosphoricum - Nr. 9	10
	Silicea - Nr. 11	7
	Calcium sulfuricum - Nr. 12	20
Ekzeme, Hautausschlag (die Mischung sollte auch als Gel oder Cremegel angewendet werden)	Calcium phosphoricum - Nr. 2	7
	Ferrum phosphoricum - Nr. 3	7
	Kalium phosphoricum - Nr. 5	5
	Kalium sulfuricum - Nr. 6	10
	Natrium chloratum - Nr. 8	7
	Natrium sulfuricum - Nr. 10	20
Entgiftung: allgemein	Kalium chloratum - Nr. 4	10
	Natrium chloratum - Nr. 8	20
Entgiftung: nach Impfungen	Kalium chloratum - Nr. 4	20
Entschlackungskur	s. S. 48	
Entwicklungsrückstand	s. S. 87	
Entzündung: akut	Ferrum phosphoricum - Nr. 3	20
Entzündung: chronisch	Ferrum phosphoricum - Nr. 3	
Erbrechen (Mineralstoffe auflösen)	s. S. 69	
Erfrierungen	s. Frostbeulen	
Erholung, Regeneration nach Schwangerschaft oder schwerer körperlicher Belastung (Kranke heilen)	Calcium fluoratum - Nr. 1	7
	Calcium phosphoricum - Nr. 2	10
	Ferrum phosphoricum - Nr. 3	10
	Kalium chloratum - Nr. 4	10
	Kalium phosphoricum - Nr. 5	10
	Kalium sulfuricum - Nr. 6	7
	Magnesium phosphoricum - Nr. 7	10
	Natrium chloratum - Nr. 8	10
	Natrium phosphoricum - Nr. 9	10
	Natrium sulfuricum - Nr. 10	10
	Silicea - Nr. 11	7
	Calcium sulfuricum - Nr. 12	7

Funktionsstörung, Krankheit	Mineralstoff	Anzahl
Erkältung: leichte	Ferrum phosphoricum - Nr. 3	10
	Kalium chloratum - Nr. 4	7
	Kalium phosphoricum - Nr. 5	5
	Natrium chloratum - Nr. 8	10
	Natrium phosphoricum - Nr. 9	7
	Natrium sulfuricum - Nr. 10	10
Ermüdungszustände	Manganum sulfuricum - Nr. 17	7
Erschöpfungszustände: schwere	Calcium fluoratum - Nr. 1	7
(Es ist zu beachten, daß mit einer ganz	Calcium phosphoricum - Nr. 2	10
geringen Anfangsdosierung begonnen	Ferrum phosphoricum - Nr. 3	10
wird, damit der Organismus die	Kalium chloratum - Nr. 4	7
Betriebsstoffe auch aufnehmen kann.)	Kalium phosphoricum - Nr. 5	10
	Kalium sulfuricum - Nr. 6	5
	Magnesium phosphoricum - Nr. 7	7
	Natrium chloratum - Nr. 8	7
	Natrium phosphoricum - Nr. 9	7
	Natrium sulfuricum - Nr. 10	7
	Silicea - Nr. 11	5
	Kalium jodatum - Nr. 15	5
	Calcium carbonicum Nr. 22	5
Falten: das „Verjüngungsmittel"	Silicea - Nr. 11	10–20
Fersensporn	Calcium phosphoricum - Nr. 2	20–30
	Ferrum phosphoricum - Nr. 3	10
fette Kost:	Kalium chloratum - Nr. 4	7
Verschlimmerung von Beschwerden	Natrium phosphoricum - Nr. 9	20
Fettgenuß mit anschließendem Durchfall	Calcium fluoratum - Nr. 1	7
	Natrium phosphoricum - Nr. 9	20
fettglänzende Stühle	Calcium fluoratum - Nr. 1	7
	Natrium phosphoricum - Nr. 9	20
fettig glänzendes Gesicht	Natrium phosphoricum - Nr. 9	10–30
Fieber: hoch, über 38,8°C	Kalium phosphoricum - Nr. 5	10–30
Fieber: niedrig, bis 38,8°C	Ferrum phosphoricum - Nr. 3	10–20

Funktionsstörung, Krankheit	Mineralstoff	Anzahl
Fieber bei Sonnenbrand und Durchfall	Ferrum phosphoricum - Nr. 3	10–20
Fieber bei Reisestreß	Calcium phosphoricum - Nr. 2	10
	Ferrum phosphoricum - Nr. 3	20
Fieberblasen, Herpes simplex	Ferrum phosphoricum - Nr. 3	7
(die Mischung sollte auch als Gel oder	Natrium chloratum - Nr. 8	10
Cremegel angewendet werden)	Natrium sulfuricum - Nr. 10	20
	Silicea - Nr. 11	10
Fingernägel: zu biegsam,	Calcium fluoratum - Nr. 1	10
weich oder splitternd		
Fingernägel: brüchig	Silicea - Nr. 11	10
Fließschnupfen (Schleim glasklar)	s. Schnupfen	
Frostbeulen (die Mischung sollte auch	Ferrum phosphoricum - Nr. 3	10
als Gel oder Cremegel	Kalium phosphoricum - Nr. 5	7
angewendet werden)	Natrium sulfuricum - Nr. 10	20
Frostigkeit: allgemein	Calcium phosphoricum - Nr. 2	10
	Natrium bicarbonicum - Nr. 23	7
Frostschauer, Frösteln bei Fieber	Ferrum phosphoricum - Nr. 3	10
	Natrium chloratum - Nr. 8	10
Frühjahrsmüdigkeit	s. S. 48	
Furunkel, Eiterbeule (die Mischung	Natrium phosphoricum - Nr. 9	10
sollte auch als Gel oder Cremegel	Silicea - Nr. 11	7
angewendet werden)	Calcium sulfuricum - Nr. 12	20
Fuß: Geschwüre, offene Beine	Ferrum phosphoricum - Nr. 3	10
(die Mischung sollte auch als Gel oder	Kalium phosphoricum - Nr. 5	7
Cremegel angewendet werden)	Kalium sulfuricum - Nr. 6	10
	Natrium sulfuricum - Nr. 10	20
Fußpilz (die Mischung sollte auch als Gel	Ferrum phosphoricum - Nr. 3	7
oder Cremegel angewendet werden)	Kalium phosphoricum - Nr. 5	20
	Natrium chloratum - Nr. 8	10
	Natrium sulfuricum - Nr. 10	10
	Silicea - Nr. 11	7
Fußschweiß	Natrium phosphoricum - Nr. 9	10
	Silicea - Nr. 11	20

Funktionsstörung, Krankheit	Mineralstoff	Anzahl
Gallenblasenentzündung	Ferrum phosphoricum - Nr. 3	20
	Natrium sulfuricum - Nr. 10	10
Gallensteine	Ferrum phosphoricum - Nr. 3	7
	Natrium phosphoricum - Nr. 9	10
	Natrium sulfuricum - Nr. 10	20
Gallensteinkolik	Magnesium phosphoricum - Nr. 7 „heiße 7"	
gallige Stühle (grün)	Natrium sulfuricum - Nr. 10	20
Gastritis (Magenschleimhautenzündung)	Ferrum phosphoricum - Nr. 3	20
	Natrium chloratum - Nr. 8	10
	Natrium phosphoricum - Nr. 9	7
Geburt	Calcium fluoratum - Nr. 1	7
	Calcium phosphoricum - Nr. 2	10
	Ferrum phosphoricum - Nr. 3	10
	Kalium chloratum - Nr. 4	10
	Kalium phosphoricum - Nr. 5	20
	Kalium sulfuricum - Nr. 6	7
	Magnesium phosphoricum - Nr. 7	20
	Natrium chloratum - Nr. 8	10
	Natrium sulfuricum - Nr. 10	20
	Silicea - Nr. 11	7
Gedächtnisschwäche	Kalium phosphoricum - Nr. 5	20
	Kalium sulfuricum - Nr. 6	7
	Natrium sulfuricum - Nr. 10	7
Gedächtnisschwäche: chronisch	Kalium phosphoricum - Nr. 5	10
	Manganum sulfuricum - Nr. 17	5
	Zincum chloratum - Nr. 21	5
Gefühl, als ob Hände und	Natrium sulfuricum - Nr. 10	10
Füße angeschwollen	Manganum sulfuricum - Nr. 17	7
Gehirnerschütterung – Arzt!	Ferrum phosphoricum - Nr. 3	10
	Kalium phosphoricum - Nr. 5	20
	Magnesium phosphoricum - Nr. 7	7
	Natrium sulfuricum - Nr. 10	7

Funktionsstörung, Krankheit	Mineralstoff	Anzahl
Gelenke	s. S. 93	
Gelenkleiden, Gelenkschmerzen	Calcium fluoratum - Nr. 1	7
(die Mischung sollte auch als Gel oder	Calcium phosphoricum - Nr. 2	7
Cremegel angewendet werden)	Ferrum phosphoricum - Nr. 3	10
	Natrium chloratum - Nr. 8	10
	Natrium phosphoricum - Nr. 9	10
	Silicea - Nr. 11	7
	Calcium carbonicum Nr. 22	5
	s. evtl. auch Entzündung	
Gelenkschwellung	Kalium chloratum - Nr. 4	20
	Natrium chloratum - Nr. 8	10
	Kalium jodatum - Nr. 15	7
Gelenk: Überstreckbarkeit, Hypermobilität	Calcium fluoratum - Nr. 1	10–20
Geräuschempfindlichkeit	Silicea - Nr. 11	10
Geruchsüberempfindlichkeit	Calcium fluoratum - Nr. 1	5
	Natrium chloratum - Nr. 8	10
Gerstenkorn	s. Augen	
Geschmack: gering (Verlust)	Natrium chloratum - Nr. 8	20
Geschmack: stumpft ab	Calcium fluoratum - Nr. 1	10
Geschmack: bitter	Natrium sulfuricum - Nr. 10	10
Geschwulst: Drüsen	Kalium chloratum - Nr. 4	20
Geschwulst: Überbeine	s. Überbein	
Geschwüre	Ferrum phosphoricum - Nr. 3	10
	Natrium phosphoricum - Nr. 9	10
	Silicea - Nr. 11	7
	Calcium sulfuricum - Nr. 12	20
bei Verhärtungen zusätzlich	Calcium fluoratum - Nr. 1	10
Gesicht: blaß	Calcium phosphoricum - Nr. 2	10–20
	Kalium aluminium-sulfuricum - Nr. 20	7
Gesicht: fahl, grau	Kalium phosphoricum - Nr. 5	20
	Cuprum arsenicosum - Nr. 19	7
Gesichtsrötung: bläulich-rot	Natrium sulfuricum - Nr. 10	20
Gesichtsrötung: carmesinrot	Magnesium phosphoricum - Nr. 7 „heiße 7"	

Funktionsstörung, Krankheit	Mineralstoff	Anzahl
Gesichtsrötung: warm	Ferrum phosphoricum - Nr. 3	10
Gesichtsschmerzen	Ferrum phosphoricum - Nr. 3	10–20
(s. auch Kopfschmerzen)	Kalium phosphoricum - Nr. 5	10
Gesichtszucken, Tic	Silicea - Nr. 11	10–20
Gewichtsverlust trotz Heißhunger	Calcium sulfuricum - Nr. 12	7
	Lithium chloratum - Nr. 16	7
Gicht	s. S. 93	
Gliederschmerzen	Ferrum phosphoricum - Nr. 3	20
	Kalium chloratum - Nr. 4	7
	Natrium sulfuricum - Nr. 10	7
Globusgefühl im Hals	Magnesium phosphoricum - Nr. 7 „heiße 7"	
Grauer Star	Calcium fluoratum - Nr. 1	5
	Natrium chloratum - Nr. 8	20
	Silicea - Nr. 11	7
Grippaler Infekt	Ferrum phosphoricum - Nr. 3	20
	Kalium chloratum - Nr. 4	7
	Kalium phosphoricum - Nr. 5	7
	Kalium sulfuricum - Nr. 6	7
	Natrium chloratum - Nr. 8	10
	Natrium sulfuricum - Nr. 10	20
Haarausfall	s. S. 89	
Haare: brüchig, gespalten	Natrium phosphoricum - Nr. 9	10
	Silicea - Nr. 11	20
Hämorrhoiden (die Mischung sollte auch	Calcium fluoratum - Nr. 1	10
als Gel oder Cremegel	Kalium chloratum - Nr. 4	10
angewendet werden)	Natrium phosphoricum - Nr. 9	10
	Silicea - Nr. 11	20
Halsentzündung	Ferrum phosphoricum - Nr. 3	20
	Kalium chloratum - Nr. 4	7
	Natrium phosphoricum - Nr. 9	10
Hände und Füße kalt	Natrium chloratum - Nr. 8	20
Hände und Füße angeschwollen	Natrium sulfuricum - Nr. 10	20–30

Funktionsstörung, Krankheit	Mineralstoff	Anzahl
Hände: Schrunden (Gel oder Cremegel!)	Calcium fluoratum - Nr. 1	10–20
Harnabgang: unfreiwillig	Natrium chloratum - Nr. 8	10
	Natrium sulfuricum - Nr. 10	20
Harnlassen: vermehrt	Natrium chloratum - Nr. 8	10
	Calcium carbonicum - Nr. 22	7
Harnwegsentzündung	Ferrum phosphoricum - Nr. 3	20–30
	Natrium chloratum - Nr. 8	10
	Natrium phosphoricum - Nr. 9	10
Harnsäure: vermehrt	Natrium phosphoricum - Nr. 9	20
Haut: trocken (Gel oder Cremegel)	Natrium chloratum - Nr. 8	10–20
Haut: fettarm, spannt (Gel oder Cremegel)	Natrium phosphoricum - Nr. 9	10–20
Haut: rissig (Gel oder Cremegel)	Calcium fluoratum - Nr. 1	10–20
Haut: Hornhaut (Gel oder Cremegel)	Calcium fluoratum - Nr. 1	10–20
Hautausschlag	s. Ekzem	
Hautausschlag: juckend	Kalium sulfuricum - Nr. 6	10
	Magnesium phosphoricum - Nr. 7	10
	Natrium sulfuricum - Nr. 10	20
	Kalium bromatum - Nr. 14	7
Haut: gelblich, braune Flecken	Kalium sulfuricum - Nr. 6	10–20
Haut: trocken, spröde	Natrium phosphoricum - Nr. 9	10
	Natrium bicarbonicum - Nr. 23	7
Hautjucken	Kalium sulfuricum - Nr. 6	10
	Magnesium phosphoricum - Nr. 7 „heiße 7"	
	Natrium sulfuricum - Nr. 10	20
Haut: unrein, Mitesser	Ferrum phosphoricum - Nr. 3	10
	Natrium phosphoricum - Nr. 9	20
Heiserkeit	Ferrum phosphoricum - Nr. 3	20
	Kalium chloratum - Nr. 4	7
	Kalium jodatum - Nr. 15	5
Herzklopfen: nächtlich, nach Erwachen	Calcium phosphoricum - Nr. 2	10–20
Heuschnupfen	s. S. 54	
Hexenschuß	s. S. 94	

Funktionsstörung, Krankheit	Mineralstoff	Anzahl
Hinterkopfschmerzen	Calcium phosphoricum - Nr. 2	20
	Magnesium phosphoricum - Nr. 7 „heiße 7"	
Hitzewallungen	Ferrum phosphoricum - Nr. 3	10–20
	Magnesium phosphoricum - Nr. 7 „heiße 7"	
	Natrium chloratum - Nr. 8	10–20
Hornhaut (auch Gel oder Cremegel)	Calcium fluoratum - Nr. 1	20
Hörschwäche, Hörschäden	s. S. 88	
Hörsturz	Ferrum phosphoricum - Nr. 3	30
Hüftschmerzen (die Mischung sollte auch als Gel oder Cremegel angewendet werden)	Calcium fluoratum - Nr. 1	7
	Calcium phosphoricum - Nr. 2	10
	Natrium chloratum - Nr. 8	10
	Natrium phosphoricum - Nr. 9	7
	Silicea - Nr. 11	7
Hühneraugen (die Mischung sollte auch als Gel oder Cremegel angewendet werden)	Calcium fluoratum - Nr. 1	10
	Silicea - Nr. 11	7
Husten: schleimig (vor allem als Salbe)	Kalium chloratum - Nr. 4	10–20
Husten: bellend (auch als Salbe)	Calcium phosphoricum - Nr. 2	10–20
Husten: trockener Reizhusten	Natrium chloratum - Nr. 8	10–20
Hustenanfälle: morgens	Kalium chloratum - Nr. 4	10
	Natrium chloratum - Nr. 8	10
	Kalium aluminium-sulfuricum - Nr. 20	5
Impffolgen	s. Entgiftung: nach Impfungen	
Influenza	s. Grippe	
Insektenstiche (die Mischung sollte zuerst als Brei und dann auch als Gel oder Cremegel angewendet werden)	Calcium phosphoricum - Nr. 2	10
	Ferrum phosphoricum - Nr. 3	10
	Natrium chloratum - Nr. 8	20
Ischiasschmerzen	s. S. 94	
Jetlag	s. S. 77	
Karies: Vorbeugung	Calcium fluoratum - Nr. 1	7
	Calcium phosphoricum - Nr. 2	10
	Magnesium phosphoricum - Nr. 7	10

Funktionsstörung, Krankheit	Mineralstoff	Anzahl
Katarrh	Ferrum phosphoricum - Nr. 3	10
	Kalium chloratum - Nr. 4	7
	Kalium sulfuricum - Nr. 6	10
	Natrium chloratum - Nr. 8	10
	Natrium sulfuricum - Nr. 10	7
Kehlkopfkrankheit	s. Heiserkeit, Husten, Halsentzündung	
Kind: zahnend	s. S. 55	
Kinderkrankheiten: 1. Stadium (solange der Organismus mit der Krankheit kämpft)	Ferrum phosphoricum - Nr. 3	10–20
Kinderkrankheiten: 2. Stadium (wenn die Gefahr besteht, daß sich die Krankheit im Körper festsetzt)	Kalium chloratum - Nr. 4	10–20
Kinderkrankheiten: 3. Stadium (wenn sich die Krankheit im Körper festgesetzt hat, chronische Krankheiten)	Kalium sulfuricum - Nr. 6	20
	Natrium sulfuricum - Nr. 10	10
Klimaumstellung	s. S. 78	
Knieentzündung: rheumatisch	Ferrum phosphoricum - Nr. 3	10–20
	Natrium phosphoricum - Nr. 9	10
	Calcium carbonicum - Nr. 22	7
	Natrium bicarbonicum - Nr. 23	7
Kniegeschwulst	Ferrum phosphoricum - Nr. 3	10
	Kalium chloratum - Nr. 4	10
	Natrium chloratum - Nr. 8	7
	Natrium sulfuricum - Nr. 10	10
Knochenbildung: mangelnde	Calcium fluoratum - Nr. 1	7
	Calcium phosphoricum - Nr. 2	10
	Kalium phosphoricum - Nr. 5	5
	Magnesium phosphoricum - Nr. 7	5
	Natrium chloratum - Nr. 8	5
	Silicea - Nr. 11	7
Knacken in den Gelenken –	Natrium chloratum - Nr. 8	10–20
Kolikschmerzen	Magnesium phosphoricum - Nr. 7 „heiße 7"	

Funktionsstörung, Krankheit	Mineralstoff	Anzahl
Kopfgrind	Calcium phosphoricum - Nr. 2	7
	Kalium sulfuricum - Nr. 6	7
	Natrium chloratum - Nr. 8	10
Kopfschmerzen: vom Nacken ausgehend	Calcium phosphoricum - Nr. 2	10–20
Kopfschmerzen: migräneartig	Magnesium phosphoricum - Nr. 7 „heiße 7"	
Kopfschmerzen: pochend	Ferrum phosphoricum - Nr. 3	10–30
Kopfschmerzen: dumpf	Natrium sulfuricum - Nr. 10	10–30
Kopfschmerzen: Ursachen beheben		
Kopfschmerzen: klopfend	Ferrum phosphoricum - Nr. 3	10–30
Kopfschweiß: übel riechend	Silicea - Nr. 11	10–20
Kopfschuppen	Natrium chloratum - Nr. 8	20
Krampfadern	s. S. 74	
Krämpfe: kolikartig	Magnesium phosphoricum - Nr. 7 „heiße 7"	
Krämpfe: Muskeln	Calcium phosphoricum - Nr. 2	10–30
Kreislaufschwäche	Ferrum phosphoricum - Nr. 3	10
	Kalium phosphoricum - Nr. 5	10
	Kalium sulfuricum - Nr. 6	7
Kribbeln und Taubheitsgefühl in Händen oder Füßen	Calcium phosphoricum - Nr. 2	10-30
Kropf	Kalium chloratum - Nr. 4	7
	Kalium bromatum - Nr. 14	7
	Kalium jodatum - Nr. 15	5
Leberbeschwerden	Kalium sulfuricum - Nr. 6	10
	Natrium sulfuricum - Nr. 10	20
Leberflecke (auch als Gel oder Cremegel anwenden)	Kalium sulfuricum - Nr. 6	10–20
Lernschwierigkeiten – Lernmischung	s. S. 67	
Lichtempfindlichkeit der Augen	Ferrum phosphoricum - Nr. 3	10
	Natrium chloratum - Nr. 8	7
	Natrium phosphoricum - Nr. 9	7
	Silicea - Nr. 11	20

Funktionsstörung, Krankheit	Mineralstoff	Anzahl
Lidrandentzündung	Ferrum phosphoricum - Nr. 3	10–20
	Natrium chloratum - Nr. 8	7
	Natrium phosphoricum - Nr. 9	7
	Silicea - Nr. 11	7
Lippen: trocken, rissig	Calcium fluoratum - Nr. 1	10–20
	Natrium chloratum - Nr. 8	7
Lymphdrüsenkrankheiten	Kalium chloratum - Nr. 4	10
	Natrium phosphoricum - Nr. 9	10–20
	Natrium sulfuricum - Nr. 10	10
Lymphdrüsen: verhärtet (Gel oder Cremegel)	Calcium fluoratum - Nr. 1	10–20
Magenkatarrh	s. Gastritis	
Magenschmerzen: krampfartig (wegen zuviel Säure)	Ferrum phosphoricum - Nr. 3	10
	Natrium phosphoricum - Nr. 9	20–30
Magensäure	s. Sodbrennen	
Magersucht	Calcium fluoratum - Nr. 1	10
	Calcium phosphoricum - Nr. 2	20
	Ferrum phosphoricum - Nr. 3	10
	Kalium chloratum - Nr. 4	10
	Kalium phosphoricum - Nr. 5	7
	Kalium sulfuricum - Nr. 6	7
	Magnesium phosphoricum - Nr. 7 „heiße 7"	
	Natrium chloratum - Nr. 8	10
	Natrium phosphoricum - Nr. 9	10
	Natrium sulfuricum - Nr. 10	10
	Silicea - Nr. 11	7
	Calcium sulfuricum - Nr. 12	7
Mandelentzündung	Ferrum phosphoricum - Nr. 3	10–20
	Magnesium phosphoricum - Nr. 7	7
	Natrium phosphoricum - Nr. 9	10
Masern	s. S.135	

Funktionsstörung, Krankheit	Mineralstoff	Anzahl
Menstruationsbeschwerden	Calcium phosphoricum - Nr. 2	10–20
	Magnesium phosphoricum - Nr. 7 „heiße 7"	
Migräne: beginnend	Magnesium phosphoricum - Nr. 7 "heiße 7"	
Milchbildung beim Stillen	Kalium chloratum - Nr. 4	20
	Natrium chloratum - Nr. 8	30
Milchschorf (die Mischung sollte auch als Gel oder Cremegel angewendet werden)	Calcium phosphoricum - Nr. 2	10
	Natrium chloratum - Nr. 8	7
	Natrium phosphoricum - Nr. 9	7
Milchunverträglichkeit: Ablehnung	Calcium phosphoricum - Nr. 2	20
Milchunverträglichkeit: der Säuglinge	Calcium phosphoricum - Nr. 2	10
	Kalium chloratum - Nr. 4	10
Mitesser	s. S. 87	
Mittelohrentzündung	Ferrum phosphoricum - Nr. 3	10–20
	Natrium phosphoricum - Nr. 9	10
	Natrium sulfuricum - Nr. 10	10–20
Morgenmuffel	Magnesium phosphoricum - Nr. 7 „heiße 7"	
	Natrium chloratum - Nr. 8	10
Mumps (die Mischung sollte auch als Gel oder Cremegel angewendet werden)	Ferrum phosphoricum - Nr. 3	10–20
	Kalium chloratum - Nr. 4	10
	Natrium chloratum - Nr. 8	7
	Silicea - Nr. 11	7
Mund: trockener	Natrium chloratum - Nr. 8	10–30
	Kalium aluminium-sulfuricum - Nr. 20	7
Mundfäule	Ferrum phosphoricum - Nr. 3	10
	Kalium phosphoricum - Nr. 5	20–40
	Natrium chloratum - Nr. 8	10–30
Mundwinkel: wund (die Mischung sollte auch als Gel oder Cremegel angewendet werden)	Calcium fluoratum - Nr. 1	10
	Ferrum phosphoricum - Nr. 3	10
Mundgeruch	Kalium phosphoricum - Nr. 5	10-20
Mundschleimhautentzündung	Ferrum phosphoricum - Nr. 3	10–20
	Kalium phosphoricum - Nr. 5	10
	Natrium chloratum - Nr. 8	7

Funktionsstörung, Krankheit	Mineralstoff	Anzahl
Muskelkater: Vorbeugung	Ferrum phosphoricum - Nr. 3	10–20
Muskelkater	Kalium sulfuricum - Nr. 6	30
Muskelverhärtung (die Mischung sollte auch als Gel oder Cremegel angewendet werden)	Calcium fluoratum - Nr. 1	10
	Calcium phosphoricum - Nr. 2	10
	Ferrum phosphoricum - Nr. 3	7
	Natrium chloratum - Nr. 8	7
	Silicea - Nr. 11	7
Nagelgeschwür (die Mischung sollte auch als Gel oder Cremegel angewendet werden)	Ferrum phosphoricum - Nr. 3	10
	Natrium phosphoricum - Nr. 9	10
	Silicea - Nr. 11	7
	Calcium sulfuricum - Nr. 12	10–20
Nagelpilz	Ferrum phosphoricum - Nr. 3	10
	Kalium phosphoricum - Nr. 5	20
	Natrium chloratum - Nr. 8	10
	Natrium sulfuricum - Nr. 10	7
Narben, übermäßige Narbenbildung, auch verhärtet (die Mischung sollte auch als Gel oder Cremegel angewendet werden)	Calcium fluoratum - Nr. 1	10
	Kalium phosphoricum - Nr. 5	7
	Natrium chloratum - Nr. 8	10
	Silicea - Nr. 11	7
Nasenbluten	Calcium phosphoricum - Nr. 2	10–20
	Kalium chloratum - Nr. 4	10
	Natrium chloratum - Nr. 8	10
Nebenhöhlen: Entzündung	Ferrum phosphoricum - Nr. 3	20
Nebenhöhlen: Schmerzen	Ferrum phosphoricum - Nr. 3	10
	Kalium sulfuricum - Nr. 6	10
	Natrium chloratum - Nr. 8	20
	Magnesium phosphoricum - Nr. 7 „heiße 7"	
	Silicea - Nr. 11	7
Nervosität	Magnesium phosphoricum - Nr. 7 „heiße 7"	
	Kalium bromatum - Nr. 14	7
	Kalium jodatum - Nr. 15	5

Funktionsstörung, Krankheit	Mineralstoff	Anzahl
nervöse Erschöpfung	Calcium phosphoricum - Nr. 2	10–20
	Kalium phosphoricum - Nr. 5	10
	Silicea - Nr. 11	7
Nesselfieber, Nesselausschlag	Ferrum phosphoricum - Nr. 3	10
	Kalium chloratum - Nr. 4	10
	Magnesium phosphoricum - Nr. 7	10
	Natrium sulfuricum - Nr. 10	20
Neurodermitis (die Mischung sollte auch als Gel oder Cremegel angewendet werden)	Calcium phosphoricum - Nr. 2	10
	Kalium chloratum - Nr. 4	10
	Kalium sulfuricum - Nr. 6	10
	Natrium chloratum - Nr. 8	10
	Natrium phosphoricum - Nr. 9	20
	Natrium sulfuricum - Nr. 10	20
	Calcium sulfuricum - Nr. 12	10
	Arsenum jodatum - Nr. 24	7
Niedergeschlagenheit	s. S. 91	
Nierenschmerzen – Arzt!	Ferrum phosphoricum - Nr. 3	10–20
	Natrium chloratum - Nr. 8	10–30
	Natrium phosphoricum - Nr. 9	10
Ohrenfluß: weißlich	Kalium chloratum - Nr. 4	10
Ohrenfluß: bräunlich-gelb	Kalium sulfuricum - Nr. 6	10
Ohrenfluß: grünlich-gelb	Natrium sulfuricum - Nr. 10	10
Ohrenfluß: eitrig	Natrium phosphoricum - Nr. 9	10
	Silicea - Nr. 11	7
	Calcium sulfuricum - Nr. 12	20
Ohrensausen	Calcium phosphoricum - Nr. 2	10
	Ferrum phosphoricum - Nr. 3	7
	Magnesium phosphoricum - Nr. 7	7
	Natrium phosphoricum - Nr. 9	10
	Silicea - Nr. 11	10
Ohrenschmerzen	Ferrum phosphoricum - Nr. 3	10–20
Ohrendruck	Natrium sulfuricum - Nr. 10	10–20

Funktionsstörung, Krankheit	Mineralstoff	Anzahl
Orangenhaut, Zellulitis	Calcium fluoratum - Nr. 1	7
	Calcium phosphoricum - Nr. 2	10
	Natrium phosphoricum - Nr. 9	20
	Silicea - Nr. 11	10
	Calcium sulfuricum - Nr. 12	10
	Natrium bicarbonicum - Nr. 23	7
Operation: Vorbereitung	Calcium phosphoricum - Nr. 2	10
	Kalium phosphoricum - Nr. 5	20
	Natrium chloratum - Nr. 8	10
	Silicea - Nr. 11	7
	Calcium carbonicum - Nr. 22	7
Osteoporose (die Mischung sollte auch als Gel oder Cremegel angewendet werden)	Calcium fluoratum - Nr. 1	7
	Calcium phosphoricum - Nr. 2	20
	Ferrum phosphoricum - Nr. 3	7
	Kalium phosphoricum - Nr. 5	7
	Magnesium phosphoricum - Nr. 7 „heiße 7"	
	Natrium phosphoricum - Nr. 9	10
	Natrium chloraticum - Nr. 8	10
	Silicea - Nr. 11	7
	Kalium jodatum - Nr. 15	7
	Calcium carbonicum - Nr. 22	7
Pickel	s. S. 87	
Platzangst	Kalium phosphoricum - Nr. 5	10–30
PMS (prämenstruelles Syndrom)	Calcium phosphoricum - Nr. 2	10
	Ferrum phosphoricum - Nr. 3	10
	Kalium chloratum - Nr. 4	10
	Kalium phosphoricum - Nr. 5	7
	Magnesium phosphoricum - Nr. 7 „heiße 7"	
	Natrium phosphoricum - Nr. 9	10
	Silicea - Nr. 11	7
Prüfungsangst	Magnesium phosphoricum - Nr. 7 „heiße 7"	
Pseudokrupp	s. S. 107	

Funktionsstörung, Krankheit	Mineralstoff	Anzahl
Psoriasis, Schuppenflechte	Kalium sulfuricum - Nr. 6	20–30
(die Mischung sollte auch als Gel oder	Magnesium phosphoricum - Nr. 7	10
Cremegel angewendet werden)	Natrium phosphoricum - Nr. 9	20
	Natrium sulfuricum - Nr. 10	20
	Silicea - Nr. 11	10
Quetschungen	s. Verletzungen	
Rachenkatarrh	s. Halsentzündung	
Raucherhusten	Kalium chloratum - Nr. 4	10
	Kalium sulfuricum - Nr. 6	20
	Natrium sulfuricum - Nr. 10	10
	Calcium sulfuricum - Nr. 12	10
Regelbeschwerden	s. Menstruationsbeschwerden	
Reisekrankheit	s. S. 68	
Rekonvaleszenz, Regeneration	s. S. 47	
Rekonvaleszenz allgemein, Regeneration	Kalium phosphoricum - Nr. 5	10–20
	Natrium chloratum - Nr. 8	10–20
Rheuma	s. S. 93	
Säugling: Bauchkrämpfe (die Mischung	Calcium phosphoricum - Nr. 2	7
sollte auch als Gel oder Cremegel	Magnesium phosphoricum - Nr. 7	7
angewendet werden)	Natrium sulfuricum - Nr. 10	7
Scheide: trocken, juckend	Natrium chloratum - Nr. 8	10–30
Schielen	Calcium phosphoricum - Nr. 2	20
	Kalium phosphoricum - Nr. 5	7
	Magnesium phosphoricum - Nr. 7	10
	Natrium chloratum - Nr. 8	10
	Natrium phosphoricum - Nr. 9	10
Schlaflosigkeit	s. S. 92	
Schleimbeutelentzündung	Ferrum phosphoricum - Nr. 3	20
	Kalium chloratum - Nr. 4	10
	Natrium chloratum - Nr. 8	10
	Natrium sulfuricum - Nr. 10	10
	Silicea - Nr. 11	7

Funktionsstörung, Krankheit	Mineralstoff	Anzahl
Schluckauf	Magnesium phosphoricum - Nr. 7 „heiße 7"	
Schluckbeschwerden	Magnesium phosphoricum - Nr. 7 „heiße 7"	
Schlundbrennen	Natrium chloratum - Nr. 8	10–30
Schmerzen: allgemein	Ferrum phosphoricum - Nr. 3	10–30
Schmerzen: blitzartig	Magnesium phosphoricum - Nr. 7 „heiße 7"	
Schmerzen: reißend (rheumatisch)	Kalium sulfuricum - Nr. 6	10
	Natrium sulfuricum - Nr. 10	20
Schnupfen: allgemein (ansonsten ist	Ferrum phosphoricum - Nr. 3	10
die Farbe der Ausscheidung zu beachten)	Natrium chloratum - Nr. 8	20–30
Schönheitsmittel für faltige Haut	Silicea - Nr. 11	10–30
Schrunden (die Mischung sollte auch	Calcium fluoratum - Nr. 1	20–30
als Gel oder Cremegel	Ferrum phosphoricum - Nr. 3	10
angewendet werden)		
Schule: Kopfschmerzen	Calcium phosphoricum - Nr. 2	10–30
Schüttelfrost	Calcium phosphoricum - Nr. 2	10
	Ferrum phosphoricum - Nr. 3	20
	Kalium phosphoricum - Nr. 5	10
	Natrium sulfuricum - Nr. 10	10
Schwäche: allgemein	Calcium phosphoricum - Nr. 2	10
	Ferrum phosphoricum - Nr. 3	7
	Kalium phosphoricum - Nr. 5	10
	Natrium chloratum - Nr. 8	7
	Calcium carbonicum - Nr. 22	5
Schwämmchen, Aphthen, Soor	Kalium chloratum - Nr. 4	10
(die Mischung sollte auch als Gel oder	Calcium sulfuricum - Nr. 12	10–20
Cremegel angewendet werden)		
Schwellungen:	Natrium sulfuricum - Nr. 10	10–30
geschwollene Beine, Hände, Finger		
Schwerhörigkeit: leicht	Kalium chloratum - Nr. 4	10–30
Schwindel: Drehschwindel	Ferrum phosphoricum - Nr. 3	10
	Kalium phosphoricum - Nr. 5	10
	Magnesium phosphoricum - Nr. 7 „heiße 7"	
	Silicea - Nr. 11	7

Funktionsstörung, Krankheit	Mineralstoff	Anzahl
Schwitzen: fehlendes	Natrium chloratum - Nr. 8	20–30
Schwitzen: bei geringer Anstrengung	Calcium phosphoricum - Nr. 2	10–20
	Calcium carbonicum - Nr. 22	10
Seekrankheit	s. S. 68	
Sehschwäche	s. S. 88	
Sklerose	Calcium fluoratum - Nr. 1	7
	Natrium phosphoricum - Nr. 9	10–20
	Silicea - Nr. 11	7
Sodbrennen	Natrium phosphoricum - Nr. 9	10–20
(zu unterscheiden vom Schlundbrennen)		
Sommergrippe	s. S. 78	
Sonnenbrand	s. S. 73	
Sonnenallergie	s. S. 73	
Star	s. Grauer Star	
Stillen	Kalium chloratum - Nr. 4	20
	Natrium chloratum - Nr. 8	20
Stoffwechsel: träger	Natrium bicarbonicum - Nr. 23	5–7
Streß	s. S. 98	
Stuhlverstopfung	s. S. 100	
Temperament: ruhelos	Arsenum jodatum - Nr. 24	7–10
Tennisarm (die Mischung sollte	Calcium fluoratum - Nr. 1	7
auch als Gel oder Cremegel	Calcium phosphoricum - Nr. 2	10
angewandt werden)	Ferrum phosphoricum - Nr. 3	20
	Natrium chloratum - Nr. 8	10
	Natrium phosphoricum - Nr. 9	10
	Silicea - Nr. 11	7
Überbein (die Mischung sollte auch als	Calcium fluoratum - Nr. 1	10
Gel oder Cremegel angewendet werden)	Silicea - Nr. 11	7
Unterschenkelgeschwür	s. auch offene Beine	
Venenprobleme	s. S. 74	
Verbrennungen (die Mischung sollte	Ferrum phosphoricum - Nr. 3	10
zuerst als Brei aufgelegt und dann auch	Natrium chloratum - Nr. 8	20–30
als Gel oder Cremegel angewendet werden)		

Funktionsstörung, Krankheit	Mineralstoff	Anzahl
Verdaungsstörungen	s. S. 100	
Verdauungsschwäche: nach sauren Speisen	Natrium phosphoricum - Nr. 9	10–20
Verdauungsschwäche: chronisch	Natrium chloratum - Nr. 8	10
	Silicea - Nr. 11	7
Verdauungsschwäche: aus Nervosität	Magnesium phosphoricum - Nr. 7 „heiße 7"	
Verletzungen (Erste Hilfe: einen Brei auflegen und einnehmen)	Ferrum phosphoricum - Nr. 3	20–30
Verletzungen, Verrenkungen	s. Zerrungen	
Verstauchungen	s. Verletzungen	
Verstopfung	s. S. 100	
Völlegefühl nach dem Essen	Kalium sulfuricum - Nr. 6	10–20
Wachstumsprobleme	s. S. 52	
Wadenkrampf	s. Krämpfe	
Wallungen	Ferrum phosphoricum - Nr. 3	20
	Magnesium phosphoricum - Nr. 7	3x
„heiße 7"		
	Natrium chloratum - Nr. 8	
	Kalium jodatum - Nr. 15	7
Warzen (die Mischung sollte auch als	Kalium chloratum - Nr. 4	10
	Natrium sulfuricum - Nr. 10	20–30
Gel oder Cremegel angewendet werden)	Wechseljahre s. Osteoporose	
	s. Wallungen	
Wechseljahrsbeschwerden	Calcium phosphoricum - Nr. 2	10
	Ferrum phosphoricum - Nr. 3	10
	Magnesium phosphoricum - Nr. 7 „heiße 7"	
	Silicea - Nr. 11	7
Wehen	Magnesium phosphoricum - Nr. 7 „heiße 7"	
Widerstandskraft: Aufbau	s. S. 89	
Windeldermatitis, wunder Popo	Ferrum phosphoricum - Nr. 3	10
(die Mischung sollte auch als Gel oder Cremegel angewendet werden)	Natrium phosphoricum - Nr. 9	20

Funktionsstörung, Krankheit	Mineralstoff	Anzahl
Windpocken, Schafblattern	Calcium phosphoricum - Nr. 2	10
	Ferrum phosphoricum - Nr. 3	20
	Kalium chloratum - Nr. 4	20
	Kalium sulfuricum - Nr. 6	10
Wunden	s. Verbrennungen	
	s. Verletzungen	
Wundsein kleiner Kinder (die Mischung	Ferrum phosphoricum - Nr. 3	7
sollte auch als Gel oder Cremegel	Natrium chloratum - Nr. 8	7
angewendet werden)	Natrium phosphoricum - Nr. 9	10
Würmer (Spulwürmer, Madenwürmer)	Natrium phosphoricum - Nr. 9	10–20
Zahnfleischschwund	Kalium phosphoricum - Nr. 5	10–20
Zahnfleischgeschwulst	Ferrum phosphoricum - Nr. 3	10
	Kalium chloratum - Nr. 4	7
	Kalium phosphoricum - Nr. 5	7
	Kalium sulfuricum - Nr. 6	10
Zahnschmerzen	Ferrum phosphoricum - Nr. 3	10–20
	Kalium phosphoricum - Nr. 5	7
	Kalium sulfuricum - Nr. 6	7
	Magnesium phosphoricum - Nr. 7 „heiße 7"	
	Natrium chloratum - Nr. 8	7
Zahnungsbeschwerden der Kinder	s. S. 55	
Zahnschmerzen	Ferrum phosphoricum - Nr. 3	10–30
Zerrungen (die Mischung sollte	Calcium fluoratum - Nr. 1	10
zuerst als Brei aufgelegt und dann	Calcium phosphoricum - Nr. 2	20
als Gel oder Cremegel	Ferrum phosphoricum - Nr. 3	20
angewendet werden)	Kalium phosphoricum - Nr. 5	10
	Natrium chloratum - Nr. 8	10
	Silicea - Nr. 11	10
Zeitumstellung	s. S. 77	
Ziegenpeter	s. Mumps	
Zungenbelag: bräunlich-gelb	Kalium sulfuricum - Nr. 6	10–20
Zungenbelag: grünlich-gelb	Natrium sulfuricum - Nr. 10	10–20
Zungenbelag: weißlich	Kalium chloratum - Nr. 4	10–30
Zungenbelag: glasklare Bläschen	Natrium chloratum - Nr. 8	10
Zunge: rissig, borkig	Calcium fluoratum - Nr. 1	10

Kontaktadressen

Thomas Feichtinger, Mineralstoffe nach Schüßler, Energiefeld des Menschen, Persönlichkeitsbildung, Vorträge, Seminare
Lackenschlössl 15
A-5762 Saalfelden
+43-06582/76500

Mag. pharm. Susana Niedan, Blütenessenzen nach Dr. Bach, Hausapotheke, Naturheilweisen, Salben, Gele, Cremegele, sowie Fragen bezüglich der Beschaffung aller angegebenen Mittel
Brucker Bundesstraße 29
A-5700 Zell am See
+43-06542-57382

Die Autoren

Thomas Feichtinger wurde 1946 in Salzburg geboren und lebt in Zell am See. Er war Lehrer für Volks- und Hauptschulen, Polytechnische Lehrgänge und katholische Religion. Wegen einer schweren Krankheit wurde er 1990 frühpensioniert. Nach jahrelanger Auseinandersetzung mit der Krankheit und ihrer Bewältigung unter anderem mit Hilfe der Mineralstoffe nach Schüßler kann Thomas Feichtinger heute wieder arbeiten. Neben Lehrgängen zur Mineralstofflehre nach Schüßler und der Antlitzanalyse nach Kurt Hickethier absolvierte er eine Ausbildung in Gestalttherapie und ließ sich zum Lebensberater in Existenzanalyse und Logotherapie nach Viktor Frankl ausbilden. Heute arbeitet er in der Erwachsenenbildung und in der Einzelberatung.

Susana Niedan wurde 1953 in Buenos Aires geboren. 1956 übersiedelte die Familie nach Wien. Sie studierte Pharmazie in Wien und ist Inhaberin der Adler-Apotheke in Zell am See. Da eines ihrer Kinder an Neurodermitis erkrankt war, begann sie, sich intensiv und mit Erfolg mit der Ernährungslehre, Naturheilverfahren, der Homöopathie und den Blütenessenzen nach Dr. Bach auseinanderzusetzen. Seit Jahren arbeitet Susana Niedan auch mit den Mineralstoffen nach Schüßler.

Literatur

FEICHTINGER/MANDL/NIEDAN: Handbuch der Biochemie nach Dr. Schüßler, Karl F. Haug Verlag, Heidelberg 1999.FEICHTINGER/MANDL/NIEDAN: Handbuch der Biochemie nach Dr. Schüßler, Karl F. Haug Verlag, Heidelberg 1999.

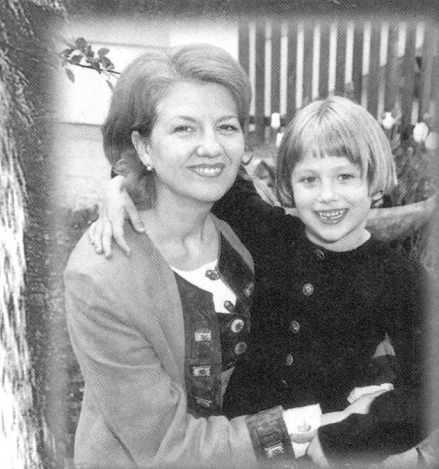
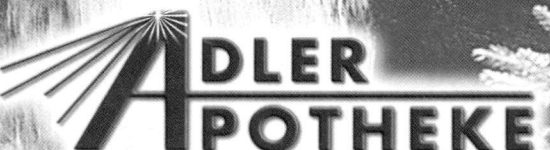
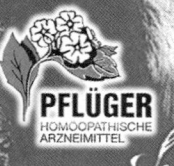